醫本探源

陈洪　黄桂琼◎著

U0897183

中医古籍出版社
Publishing House of Ancient Chinese Medical Books

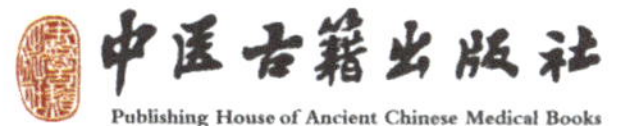

图书在版编目（CIP）数据

医本探源 / 陈洪，黄桂琼著 . — 北京：中医古籍出版社，2019.6

ISBN 978-7-5152-1884-7

Ⅰ . ①医… Ⅱ . ①陈… ②黄… Ⅲ . ①中医临床 – 经验 – 中国 – 现代 Ⅳ . ① R249.7

中国版本图书馆 CIP 数据核字（2019）第 094060 号

医本探源

陈洪　黄桂琼著

责任编辑　王益军

出版发行　中医古籍出版社

社　　址　北京东直门内南小街 16 号（100700）

经　　销　全国各地新华书店

印　　刷　广州广禾科技股份有限公司

开　　本　710 毫米 ×1000 毫米　1/16

印　　张　12.75

字　　数　113 千字

版　　次　2019 年 6 月第 1 版　　2019 年 6 月第 1 次印刷

书　　号　ISBN 978-7-5152-1884-7

定　　价　58.00 元

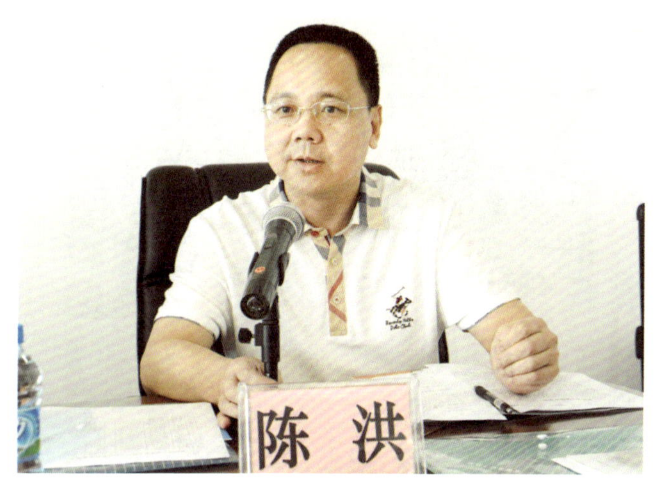

作者简介

陈洪，男，1964年生，广东龙川人，1986年毕业于广州中医药大学。国医大师吕景山弟子，主任医师，教授，硕士生导师。广东省名中医，惠州市市管拔尖人才。广东省首批名中医师承项目指导老师，广东省传统医学会副会长，广东省中医药学会内科专业委员会常委，广东省传统医学会心脏血脉病专业委员会副主任委员。从事临床医疗、教学、科研工作30余年，对心脑血管病、慢性肺病、老年病、痛风病、脾胃病、肝病、肿瘤、疑难杂症的中医治疗有丰富的临床经验，致力于经方、验方治疗心脑血管病、呼吸病的研究。主持广东省中医药局重点科研项目2项，惠州市财政专项资金项目2项；获惠州市科技进步奖1项，惠州市科技成果登记3项。

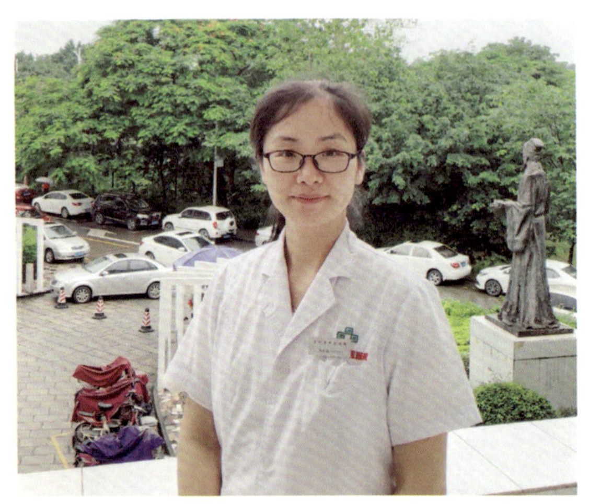

作者简介

黄桂琼，女，1981年生，博士研究生，副主任中医师，广东省名中医陈洪学术继承人，国医大师吕景山弟子，广东省首批杰出青年医学人才。从事临床医疗、科研、教学工作10余年，对慢性咳嗽、哮喘、慢阻肺、高血压、冠心病、睡眠障碍、高脂血症、痛风等的诊治及亚健康状态的体质调理有一定的临床经验。主持国家自然科学基金项目1项，广东省医学科研基金项目1项，广东省中医药局科研项目1项；获惠州市科技进步奖1项，惠州市科技成果登记3项。

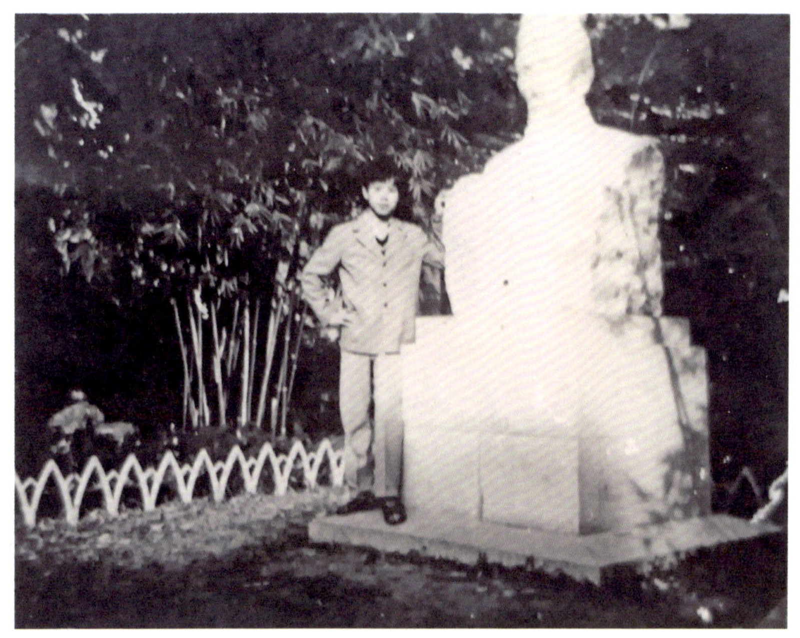

年少时的陈洪

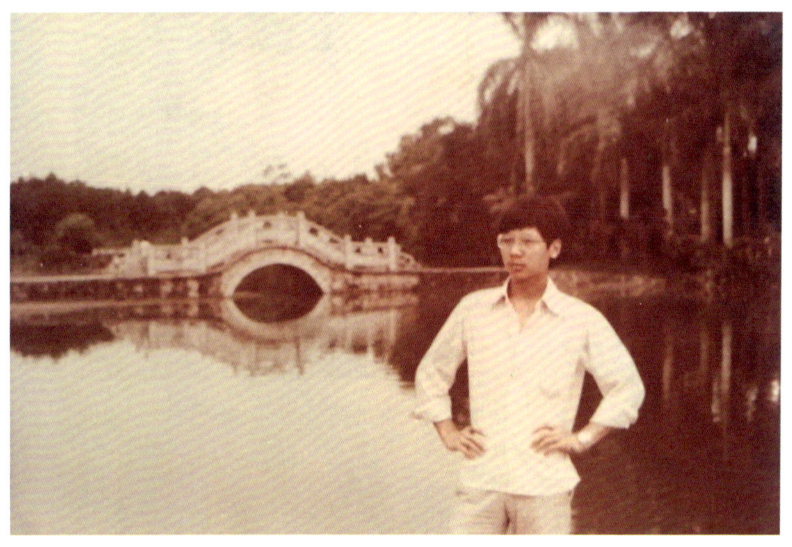

年少时的陈洪

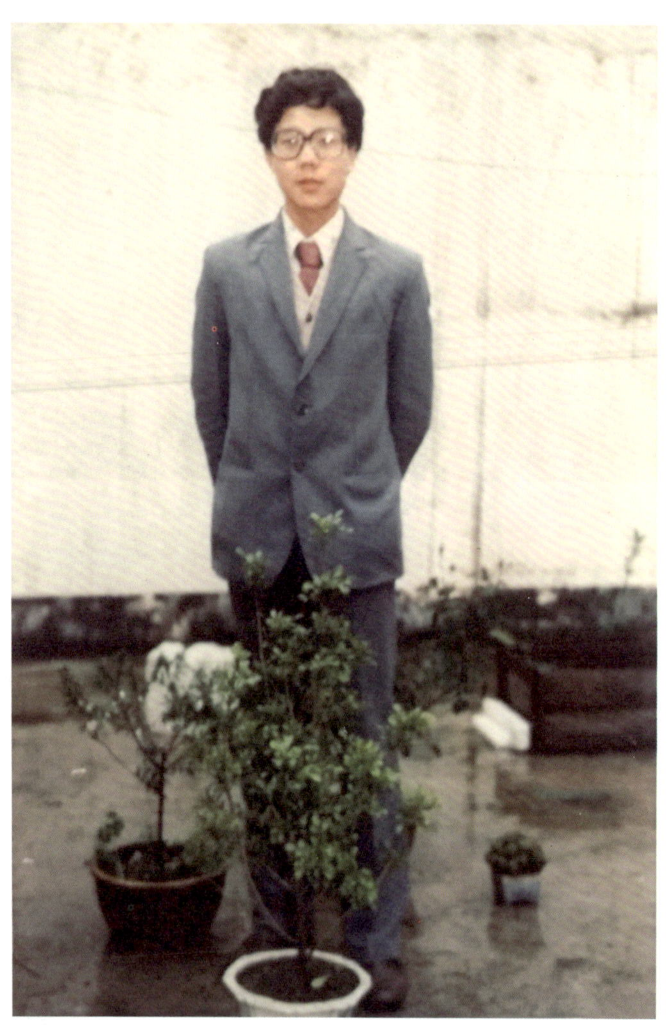

求学时期的陈洪有个中医梦

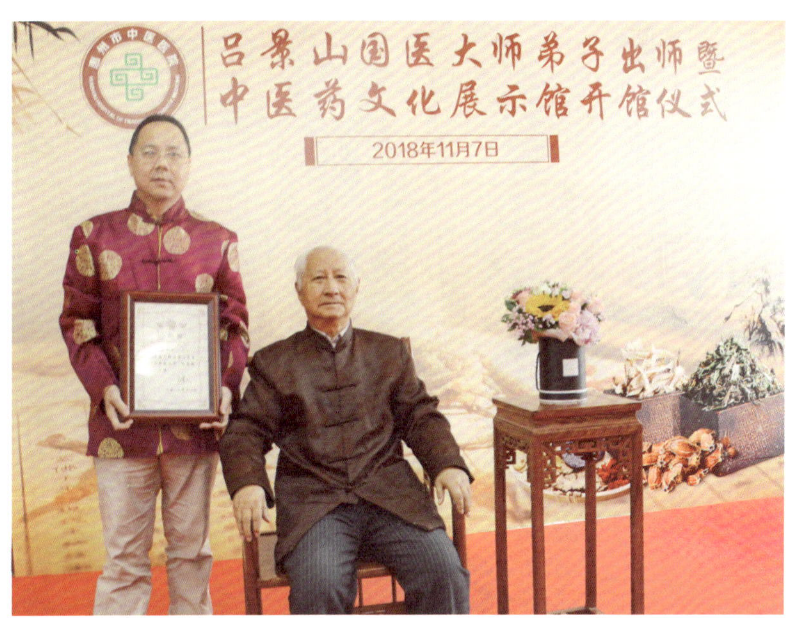

国医大师吕景山授予陈洪“出师证”

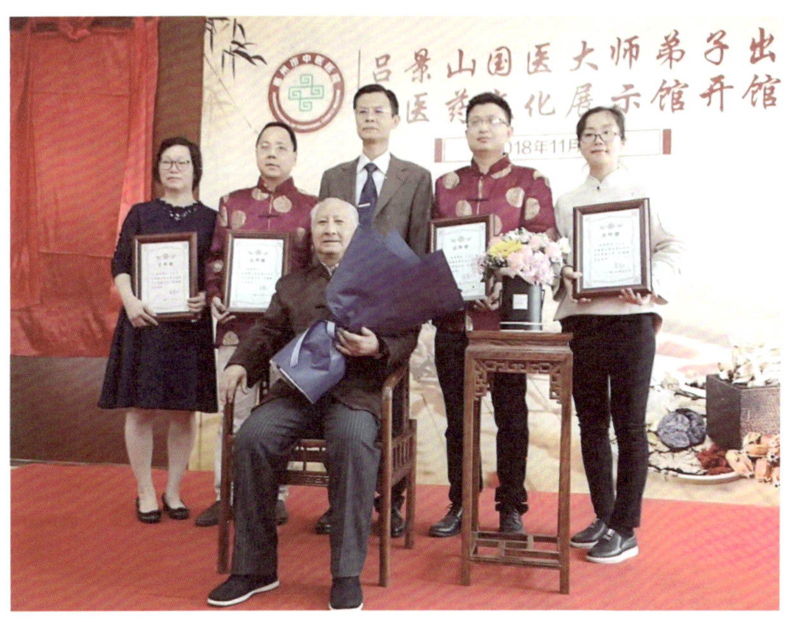

出师仪式上，陈洪（后排左二）、黄桂琼（后排右一）及其他弟子与国医大师吕景山，出师见证人、广东省中医药局副局长李梓廉合影

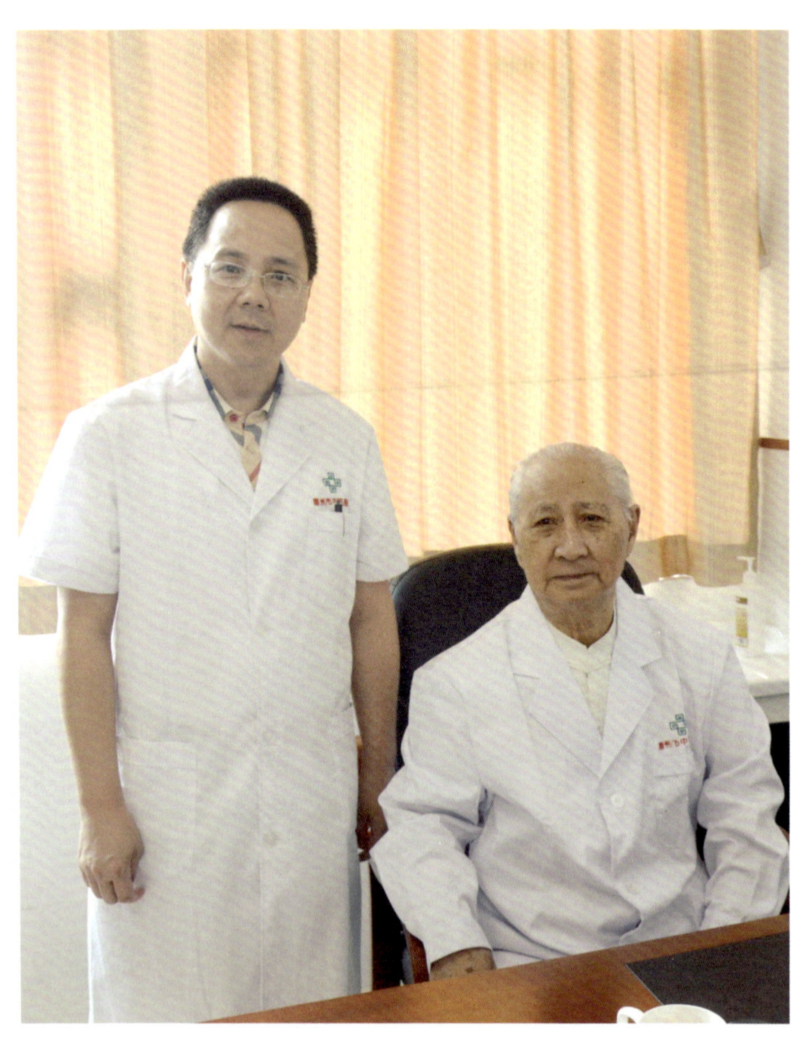

陈洪与国医大师吕景山合影

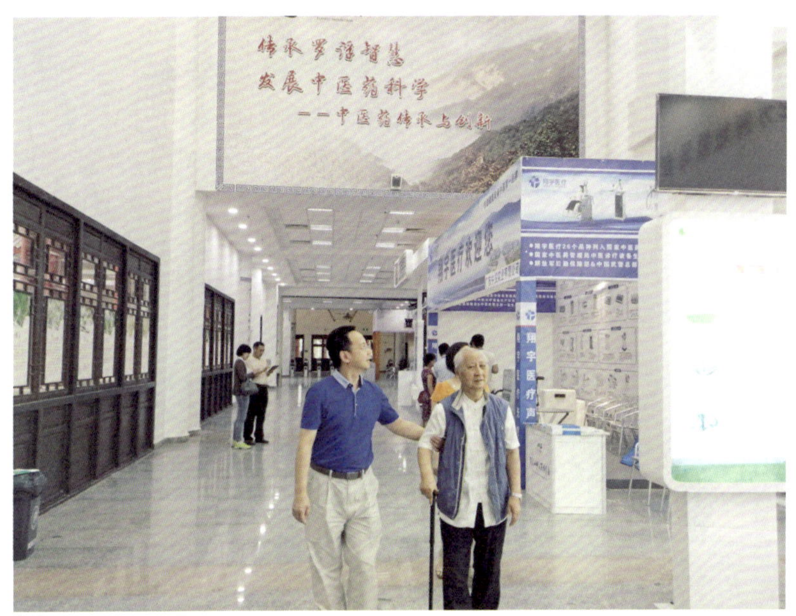

陈洪陪同国医大师吕景山参观岭南博物馆

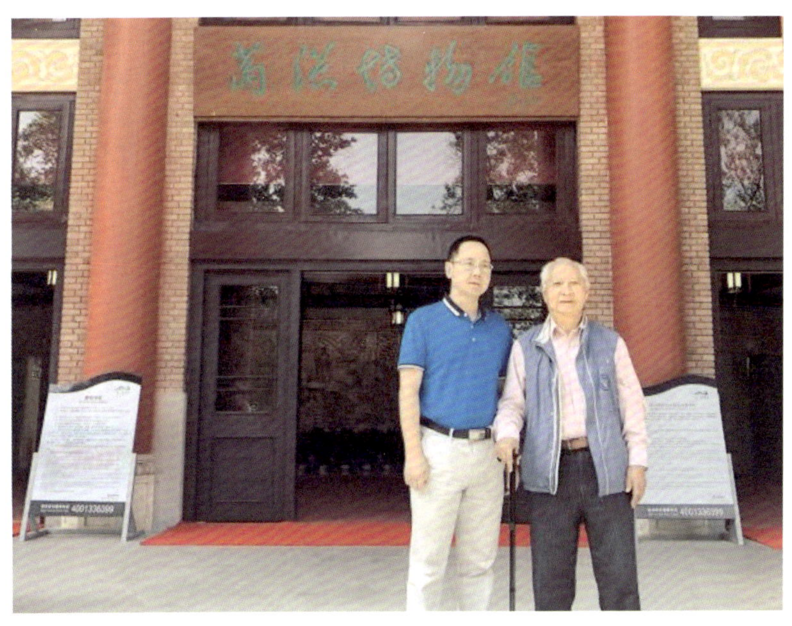

陈洪陪同国医大师吕景山参观罗浮山葛洪博物馆

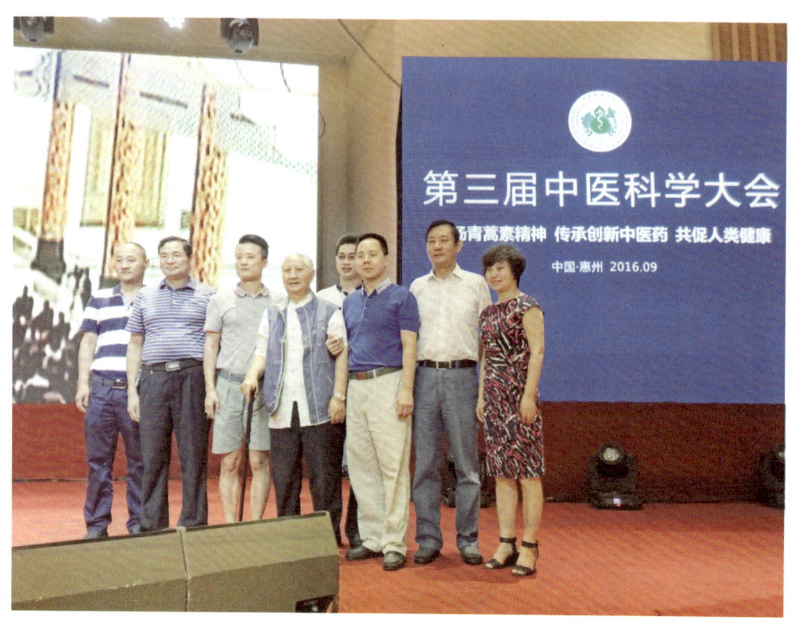

陈洪（右三）陪同国医大师吕景山参加第三届中医科学大会

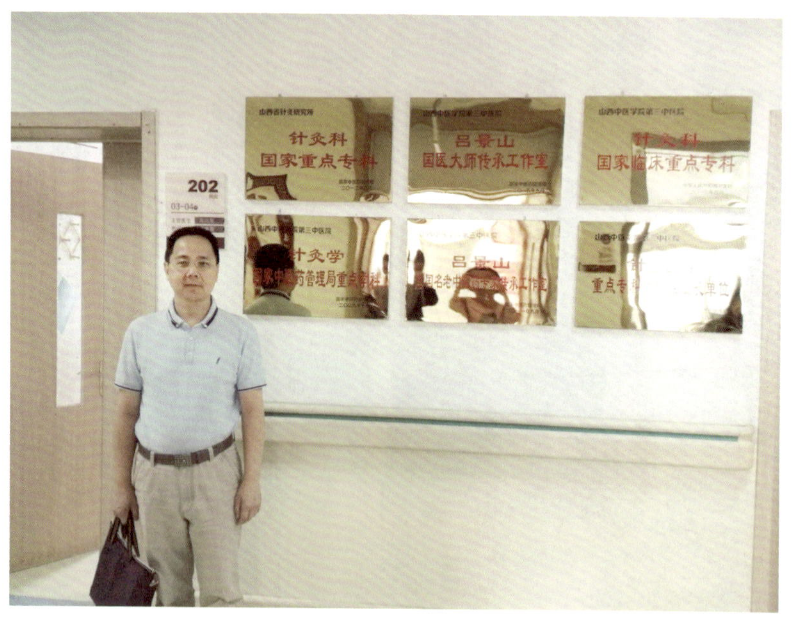

陈洪到山西省太原市拜访国医大师吕景山，并到山西省针灸研究所参观学习

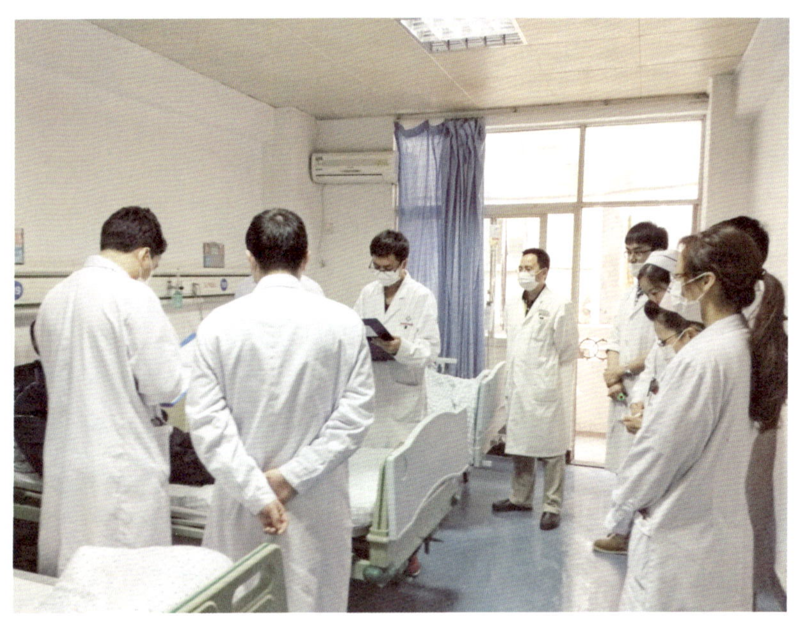

陈洪督导教学查房

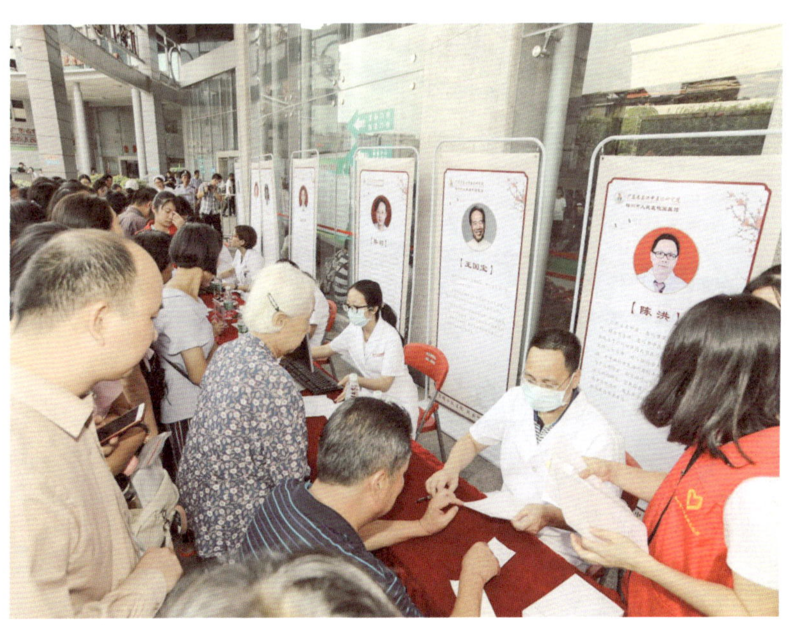

陈洪参加广东省名中医下基层义诊活动

三、一些中医看病故作“玄”
一些中医看病故弄玄虚，看病时双
之乎者也，口若悬河，讲对了，说明自
不对，他会说时辰未到，过几天就会出
并不少见。此类行为加深了群众对中

陈洪在学术会议上授课

2018年慢性肺疾
展培训班
慢性咳嗽的中医诊治思路

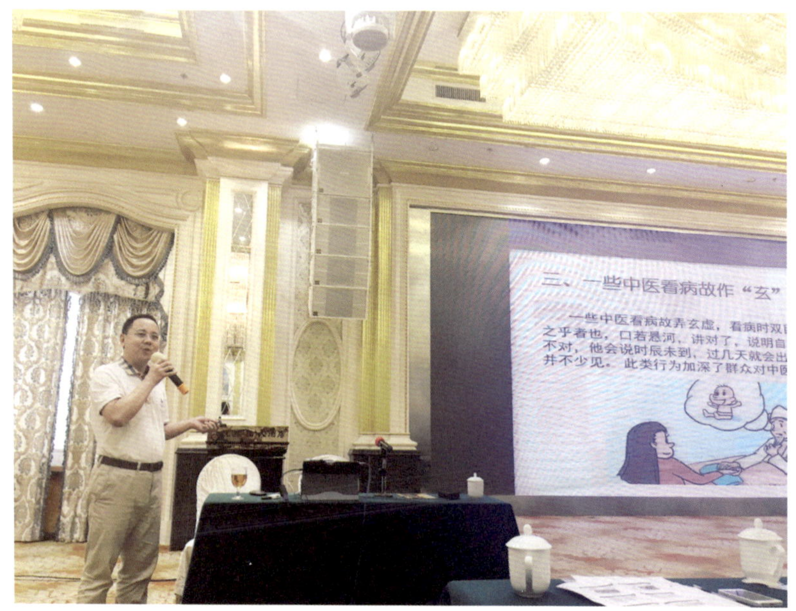

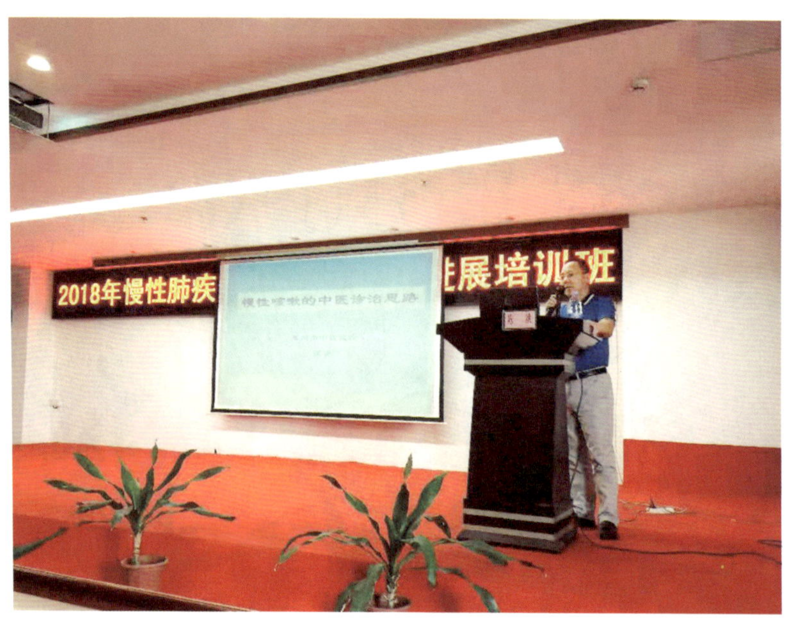

陈洪为基层医务人员授课

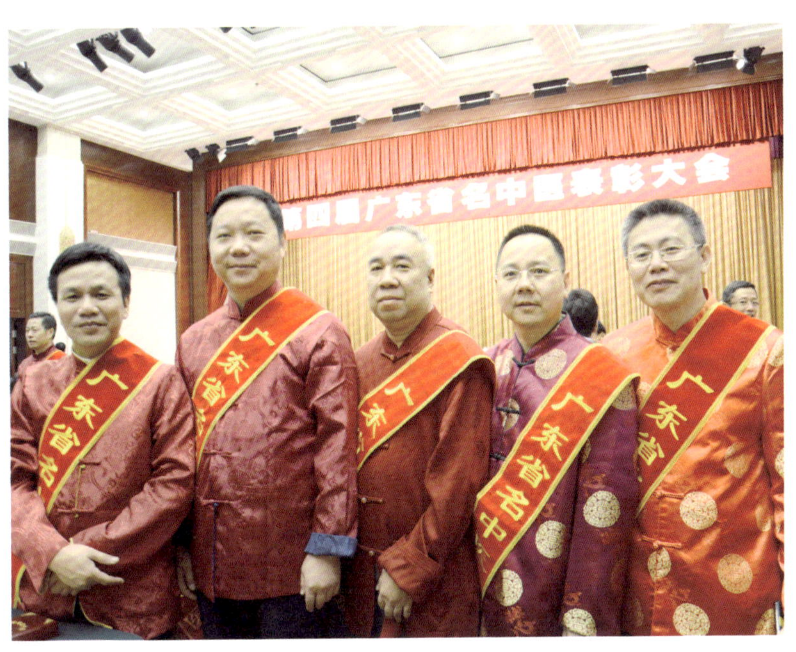

陈洪（右二）在第四届广东省名中医表彰大会上与其他获奖名中医合影

悬壶济世堪良举　妙手仁心乃大爱

◎ 吕景山

2015年12月18日，行拜师礼后，陈洪和黄桂琼正式成为我的弟子。同时，“吕景山国医大师传承工作室”也在其任副院长的惠州市中医医院挂牌成立。

当时之所以选择在惠州市设立传承工作室，是因为惠州城的无穷魅力与惠州人民的淳朴热情、开放包容、厚德务实深深吸引了我。惠州地处改革开放粤东门户，人杰地灵、人文荟萃，乃帮助屠呦呦发现青蒿素的《肘后备急方》之诞生地。《肘后备急方》是葛洪在惠州罗浮山潜心研究著述的一部医学巨著。惠州罗浮山丰富的中药资源，为这部医药圣典注入了先天的优良基因与丰厚的地域精华，并且惠州大地的中医文脉千年不断，传承至今。陈洪任职的惠州市中医医院无论是硬件条件，还是人才储备、诊疗水平等软件配套，都具有一定的优势。该院东江新城新院区投入运营以来，环境舒适、医资雄厚、设备先进、功能齐全、流程便捷，具备设立国医大师传承工作室的基础条件。

中医药学是中华传统文化瑰宝，中医药科学更是博大精深。学习中医从来没有捷径可走，中医的传承道路更是不平坦，我众多的弟子无论是研究“学”，还是研究“术”，均宜认认真真读书，踏踏实实工作，忠厚诚实做人，努力钻研，善学巧学。在秉承师训中，陈洪与黄桂琼无疑是可圈可点的，这既与其品性相关，也与其治学相承；其医德医技医术，无愧于“医者父母心”的特性，此亦让我心生慰藉。中医的传承和发扬，离不开继承人，我在中医事业中摸索钻研了一辈子，自然十分希望中医能一代代传承下来，希望中医这一文化瑰宝造福人间，消除社会中对中医的质疑甚至偏见。

以德服人，以文化人，将中医学思想精华记录传承创新，这是人们乐见其成的。陈洪与黄桂琼将其中医思想与临床经验汇聚成《医本探源》一书，该书共分上、下篇，分别为“探源寻本”“医学思想与临床经验”。如今，该书即将付梓，我颇感欣慰。阅读此书，既能一览陈洪与黄桂琼对中医学术思想的学习、传承与发扬的脉络，也能从中了解学习其学术思想与临床经验，使读者易见医学思想的高山全貌，窥视临床经验的枝叶精彩，加深对中医的理解、认同与接受，同时，又可让医者同行得到有益的借鉴。

秉持悬壶济世、妙手仁心的精神，这是医者大爱、人间大义。希望陈洪与黄桂琼能在医学思想的大道沧桑中，在医道精微的提炼与临床医术上不断精进，终而成为中医大家。

戊戌年秋月于山西

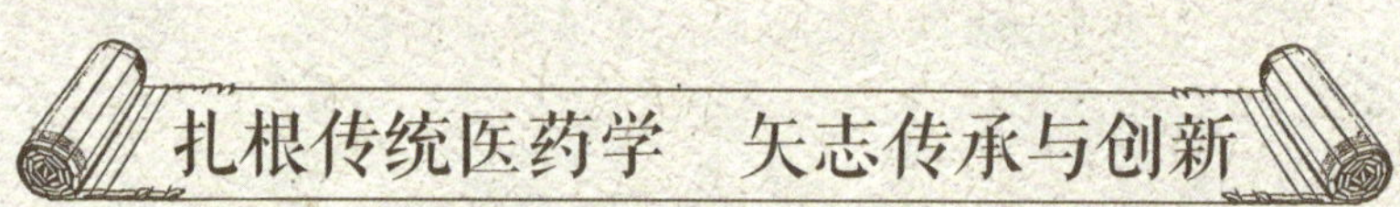

扎根传统医药学　矢志传承与创新

◎陈　洪

中医学的理论体系是经过长期的历史检验及临床实践，逐步得到发展与完善起来的，是不同历史时期各个学派、各个医家共同努力所得来的丰硕成果。在历史发展的长河中，中医学术本身也在不断地发展、进步、充实、提高，并形成了不同的流派和风格。不同流派的相互争鸣、相互补充使中医学的宝贵经验得以流传和不断完善，丰富了中医学的内容。在继承、整理名老中医的经验时，首先要熟悉他们的学术渊源，我在多年的跟师学习中，通过大量的病例分析、医案整理、与师交流等，逐步领悟出个人的学术思想和临证经验是多家学术流派的综合体现。

序言

中医学的形成与发展是不同的学术流派百家争鸣、不断发挥而日趋完善的，其成形于《内经》、张仲景之说，经历了“金元四大家”等历代医家的发展与补充，并经过现代医家的继承创新，形成了当代中医学的主体思想，而我自身的学术思想与渊源也与我的求医、学医之路息息相关。

《医本探源》一书，通过访谈、文献分析、临床研究等方法，挖掘、整理、凝练了论治呼吸病、老年病、脾胃病、肝病、痛风病、肿瘤病的医学思想与临床经验，希望以此促进中医药同行医学思想和临床经验的学习和共享，传承和发扬中医药文化。

《医本探源》包括两部分内容：

上篇主要介绍本人的医学渊源，内容囊括我的从医经历、临证特点、学术思想形成过程。书中的医学思想和临证经验是多家学术流派的综合体现，在理法方药中，不仅随处可见《黄帝内经》《伤寒论》《金匮要略》《温病条辨》等经典著作的学术思想，又有李东垣、叶天士等历代医家的经验体现，还包含了诸多现代医家的临证经验。

下篇主要介绍诊治呼吸病、老年病、脾胃病、肝病、痛风病、肿瘤病的“医学思想与临床经验”。

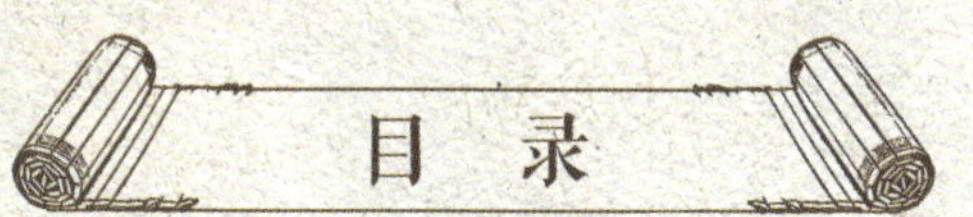

目录

上篇：探源寻本

下篇：医学思想与临床经验

目录

上篇

探源寻本

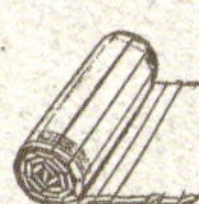

立志岐黄，矢志中医

我出生于广东龙川县的一个农村家庭。20世纪六七十年代时，医疗条件差，相对于西医，人们对中医的了解会更普及一些，在农村，几乎每个老人都会用一些当地的草药给小孩治病，几乎都是药到病除。当时我就觉得中草药很神奇，至此，“中医梦”的种子埋在了我心里。

1981年我参加高考时，因不想到省外去读书，就报考了广州中医药大学。毕业后，同学们对中医并不是很执着，因为当时受改革开放热潮影响，年轻人思想都比较活跃，相对更喜欢现代化的行业，班上有42个同学，从医的不及一半，我便是其中之一。

医本探源

1986年毕业后，我被分配到惠阳中医医院（1988年改为“惠州市中医医院”）工作，埋在我心里的那颗“中医梦”的种子开始生根发芽。除了完成临床住院部的工作外，我还到院长刘英杰的诊室随诊，随后在各种实践经历过程中，我逐渐被中医的博大精深与独特魅力所吸引。

随着医学的发展和社会的进步，一方面要求医生的知识面面俱到，另一方面要求医生中西医并重，中医疗效要突出，西医知识要与时俱进。为此，我开始重视对中医传统经典理论的学习，将《皇帝内经》《伤寒论》《金匮要略》《神农本草经》作为案头书，每遇临床问题，按图索骥，“开口不离经典，动手不离辨证”，运用边实践边学习的方法，对《丹溪心法》《脾胃论》《医学心悟》《辨证录》等中医经典著作进行了仔细的研读。同时，在西医飞速发展的年代，我深感作为一名现代中医坚实西医基础的重要性。1999年，我到广州军区总医院进修重症医学1年，2000年到广州南方医院进修呼吸内科半年。通过不懈的努力，我掌握了现代医学疾病概念、诊疗方法与用药规律，回院后组建重症医学科，让中医中药参与到危急重症的救治中，自身理论水平及临床技能得到进一步提高。

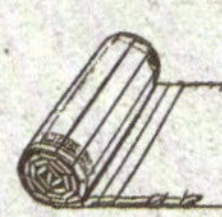

研读经典，兼备理方

上篇

继承是创新之本，任何学科的发展都离不开继承，中医亦然。研读中医古籍是继承、创新中医学科的重要方式，然而，面对汗牛充栋、浩如烟海的中医古籍，很多中医学者都不知如何下手。因而，在习医治学过程中应博览群书，多钻研历代医著，上溯《素问》《灵枢》《伤寒论》《金匮要略》，下至《温病条辨》《医学衷中参西录》，皆可涉猎。对于每一个中医人而言，学习“中医四大名著”[1]更是提高自己临床能力的有效途径。

学习“中医四大名著”应首推《黄帝内经》，在习医治学的过程中，深入研究《黄帝内经》理论，认识到中医学的“法之与术，悉出《黄帝内经》之玄机”。

《黄帝内经》是中医学术之渊源，是中医基础理论形成的标志，也是各中医学术流派发展的原动力，中医学的理论和实践都是在《黄帝内经》的基础上发展起来的。在此之后，中医学术流派的发展史就是以《黄帝内经》为代表的中医理论的发展史、完善史和创新史。

《黄帝内经》第一次系统地讲述了人的生理、病理、疾病、治疗的原则和方法，其中所蕴含与论述的整体观念、扶正祛邪、治未病等学术思想至今都指导着中医临床实践，现代医学所构建的诸多医学模式，如整体医学理论、个体化诊疗等均与《黄帝内经》的主体思想相一致。

例如，治疗咳嗽的学术思想及经验可取法于《黄帝内经》。咳嗽是肺系疾病中最常见的病症之一，“咳”不仅在《黄帝内经》原文的许多篇幅中都有所提及，更

① 目前，国内的中医高等教育教材将《黄帝内经》《伤寒论》《金匮要略》《温病条辨》作为“中医四大名著”，另有学者将《黄帝内经》《难经》《伤寒杂病论》《神农本草经》列为“中医四大名著”。本书采用第一种说法。

有《素问·咳论第三十八》，对咳嗽的病因、症状及证候分类、病理转归及治疗等问题均做了较为系统的论述，其中“五藏六府皆令人咳，非独肺也”可谓是该篇中最为精彩的一笔，正是通过这一理论可认识到咳嗽虽属肺系病症，但其病变部位并不拘于肺，咳嗽与五藏六府均有一定的关系。在此基础上，结合长期的临证实践，提出“治咳十法”，即固肾、调脾、疏肝、宣肺、祛风、养阴、理气、润燥、平调、和逆，并且采用辨证与辨病相结合的思路治疗咳嗽。譬如对上气道咳嗽综合征以祛风宣肺、和胃降逆为基本治法进行辨治，常用小青龙汤合半夏厚朴汤随症加减；对感冒后咳嗽迁延不愈者，采用调脾理气为基本治法进行治疗，常用四君子汤合止嗽散随症加减，极大地提高了临床疗效。现代医学同样也借鉴了《黄帝内经》中整体观念的学术思想，认识到咳嗽不仅涉及呼吸系统的不同部位，如鼻、气管、肺等，也涉及其他系统，如消化、心血管、免疫、神经等。虽然西医对咳嗽的病因的认识不能简单地和“五藏咳”“六府咳”一一对应，但是这种认知上的趋同性也进一步表明了中医学及其理论的科学性、有效性，能够经受长期的实践检验。

此外，《伤寒论》《金匮要略》分别是论述外感疾病和内伤杂病辨证论治的专著，其条文既有典型性又有全面性，几乎可尽览所有常见病各种证候之脉证证治及转归。其中所记载之方剂，药少力专，方义精卓，历经古今验证，疗效卓著，堪称典范。在学习这两部经典时，必须熟读其条文及掌握它的辨证论治的规律。也就是说，学习经典必须领会其精髓，以达到对经方运用灵活自如、恰到好处的目的。运用小青龙汤治疗各种疾病所致慢性咳嗽即是其中的典范。

小青龙汤出自《伤寒杂病论·卷七·第八条》，由麻黄去节三两9g，芍药三两9g，细辛三两6g，干姜三两6g，甘草三两（炙）6g，桂枝去皮三两9g，半夏半升（洗）9g，五味子6g（半升）组成。功用：解表散寒，温肺化饮。主治外寒内饮证，包括恶寒，发热，头身疼痛，无汗，喘咳，痰涎清稀而量多，胸痞，或干呕，或痰饮喘咳，不得平卧，或身体疼重，头面四肢浮肿，舌苔白滑，脉浮等。寒热无汗，喘咳痰稀，是本方主症。《素问·咳论》谓："皮毛者，肺之合也。皮毛先受邪气，邪气以从其合也。其寒饮食人胃，从肺脉上至于肺，则肺寒，肺寒则外内合邪，因而客之，则为肺咳。"小青龙汤证与咳论所述恰好相符。肺主肃降，通调水道，外合皮毛。风寒束表，皮毛闭塞，卫阳被遏，营阴郁滞，故见恶寒发热，无汗，身体疼痛。素有水饮之人，一旦感受外邪，每致表寒引动内饮。《难经·四十九难》说："形寒饮冷则伤肺。"水寒相搏，内外相引，饮动不居，水寒射肺，肺失宣降，故咳喘痰多而稀；肺失肃降，通调失常，津液敷布障碍，则又可加重饮停。水停胁下，阻滞气机，故胸痞；水留胃中，胃气上逆，故干呕；水饮溢于肌肤，故浮肿身重。舌苔白滑，脉浮，是为外寒内饮之佐证。本方配伍特点有二：一以麻黄、桂枝解散在表之风寒，配白芍酸寒敛阴，制麻、桂而使散中有收；二以干姜、细辛、半夏温化在肺之痰饮，配五味子敛肺止咳，令开中有合，使之散不伤正，收不留邪。

临床运用小青龙汤如下：

一、证治要点。本方是治疗外感风寒、水饮内停的常用方剂，以恶寒发热、无汗、喘咳、痰多而稀、舌苔白滑、脉浮为证治要点。

二、加减法。原书加减法云："若渴，去半夏，加栝蒌根三两；若微利，去麻黄，加荛花，如一鸡子，熬令赤色；若噎者，去麻黄，加附子一枚，炮；若小便不利、少腹满者，去麻黄，加茯苓四两；若喘，去麻黄，加杏仁半升，去皮尖。"渴者，乃上焦失于津液濡润，去半夏之燥，加天花粉以生津润燥；微利者，乃水饮下趋肠道，去麻黄之发散，加茯苓[①]以健脾渗湿，利小便以实大便；咽喉有噎塞感者，乃少阴阳气不足，水寒之气上逆较甚，去麻黄以免发汗再伤阳气，加炮附子以温

---

① 原书为加荛花，由于荛花《神农本草经》未载，后世亦已不用，故根据其意改用茯苓。

助肾阳，使水寒之气得化；小便不利、少腹满者，乃水饮停聚下焦，去宣上之麻黄[①]，加渗湿利水的茯苓；喘甚者，加杏仁以降肺气，平喘逆[②]。若外寒证轻者，可去桂枝，麻黄改用炙麻黄；兼有热象而出现烦躁者，加生石膏、黄芩，以清郁热；兼喉中痰鸣，加杏仁、射干、冬花以化痰降气平喘。若鼻塞清涕多者，加辛夷、苍耳子宣通鼻窍；兼水肿者，加茯苓、猪苓以利水消肿。

三、运用本方于急慢性支气管炎、支气管哮喘、肺炎、百日咳、肺心病、过敏性鼻炎、卡他性眼炎、卡他性中耳炎等属于外寒内饮证者。注意本方辛散温化之力较强，应以确属水寒相搏于肺者，方宜使用，且视病人体质强弱酌定剂量。阴虚干咳无痰或痰热证者，不宜使用。除应用小青龙汤治疗外寒内饮或寒饮射肺证候外，可根据临床实践加减衍化，其衍化方主要归为三类：（1）强调祛痰以化饮而配入苏子、莱菔子、芥子、紫菀、款冬花、杏仁等。（2）注重理气以行津而参入陈皮、木香、旋覆花等。（3）突出温补以培本而加入人参、附子、仙灵脾等。

---

① 原书为去麻黄，实际应用中亦可不去，若虑其发汗伤津，可减轻用量，或用炙麻黄。

② 原书为去麻黄，麻黄有宣肺平喘之功，以不去为宜，若表证不明显，亦可去之。

师从名医，扎根临床

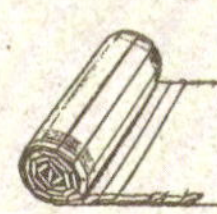

上篇

在从医的过程中，我受到多位中医前辈的教诲与指导，其中启蒙导师老中医刘英杰和国医大师吕景山对我的帮助最大。

我刚参加工作时正处改革开放初期，惠州市中医医院所在的惠州市惠城区下角村当时还是农村，医院条件简陋，因此我曾一度有想转行的念头，最终让我改变想法的是当年的院长、广东省名中医刘英杰。

刘老是香港人，毕业后本可以去香港发展，但他却一点都不动心，在惠阳地区的中医院扎根，一干就是半个多世纪。至今，刘老已从事临床工作55年，经他治愈的患者不计其数。刘老教导我要学好中医用好中医，还得在这中医之根发源的土地上钻研，才能有所领悟和收获。

当年，在刘老的诊室随诊的实践中，我进一步深化了中医理论知识，得以在临床中验证以提高疗效。[①②]刘老临证强调辨证论治，选方精准、用药大胆，尤其在诊疗小儿呼吸系统疾病方面造诣深厚。在临床上，刘老注重肺窍之通利，即宣通鼻窍、清利咽喉，他认为鼻咽均为肺系之门户，肺窍通利则肺气之宣发肃降正常，反之则生肺系之诸病症，宣通鼻窍常用辛夷、苍耳子、白芷等；清利咽喉常用牛蒡子、板蓝根、玄参、桔梗、蝉蜕等，尤其喜用牛蒡子，常谓“利咽润化需牛蒡”。另外，刘老还善于使用麻杏石甘汤，除了用其治疗肺热咳喘及发热证，还根据其宣肺、清肺的配伍特点，对于遗尿、荨麻疹等症，对于感受风热燥邪或寒邪化火而致失音者，均用麻杏石甘汤加减。刘老注重肺窍之通利及麻杏石甘汤的灵活应用给我留下了深刻的印象，让我切实感受到中医学之精奥。

刘老专心扎根临床的精神和乐观的性格深深影响了我，在刘老的影响和教导下，我始终扎根临床，在长

---

① 冯丽萍，王丽，邓菊香，叶淑英，陈洪. 咽炎Ⅰ号气雾剂治疗儿童风热型感冒60例观察［J］. 实用中医药杂志，2009，25（7）：448.

② 钟雄敏，王丽，陈洪. 咽炎Ⅰ号联合复方咽炎Ⅰ号喷雾剂治疗儿童风热型感冒的疗效观察［J］. 临床合理用药杂志，2013，6（23）：27-28.

期的不断学习和临床实践中，严谨治学、勤求古训、勇于探索，力求做到精于古而不泥于古，既能继承前人用药经验，又善于在前人理论指导下，自出机抒、化裁古方、灵活应用，在临床实践中不断探索与创新，积累了丰富的中医辨证治疗慢性肺系疾患及内科疑难重症方面的经验，逐步形成自己的辨证思路和诊疗特点。

2015年12月，我拜国医大师吕景山为师，研习“吕氏对法”，并将其发挥运用到治疗内科杂病、治未病及健康养生上。非常荣幸，我于2015年入选广东省首批名老中医药专家学术经验继承工作指导老师，同时任广东省名中医工作室负责人，系统整理并传承研究学术思想与临床经验。

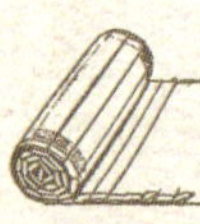

博极医源，精勤不倦

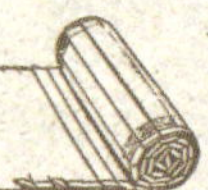

在潜心医业的过程中，须刻苦钻研、熟读经典，不拘于门户、派别之见，博采众家，以求能够将不同医家的辨证思想融会贯通、灵活应用，并逐步形成自身的学术经验特色。

李东垣以《黄帝内经》中“四时皆以胃气为本”“人以水谷为本”“有胃气则生，无胃气则死”的理论为依据，提出了“脾胃不足为百病之始”（《脾胃论·序》）的观点，并认为“元气之充足，皆由脾胃之气无所伤，而后能滋养元气，若胃气之本弱，饮食自倍，则脾胃之气既伤，而元气亦不能充，而诸病之所由生也”（《脾胃论·卷上·脾胃虚实传变论》），成为补土派的创始人。李东垣认为，“脾胃为后天之本”、脾胃居于中焦，脾升胃降成为气机调节的枢纽，脾主运化而常常成为“生痰之源”，这都说明脾胃与肺病的关系密切。因此在临证中需特别重视脾胃的功能正常与否，常常根据不同的病因病机调护脾胃，譬如针对慢性阻塞性肺疾病之脾失健运、痰浊内生者给予健脾化痰之法；肺癌之脾胃虚弱、气血不足者，施以健脾和胃、益气养血之法；对慢性咳嗽之气机不畅、肺失宣肃者，通过辛开苦降以调畅脾胃气机，达到恢复肺之宣发肃降的作用。

在学习古典著作的同时，我接受前人的学术经验，并结合自己数十年的临证实践，善于从藏府病机辨证治疗慢性肺病，从肺、脾、肾、肝、心五藏辨证施治，寒热并用，取得了较好的临床疗效。同时，我在临证时重视固摄法。慢性肺系疾病大多日久伤及肾，造成肾气亏虚，气虚不能固摄，因此在临证中常合并应用大枣配黑锡丹、补骨脂配胡桃仁、补骨脂配蛤蚧等对药以纳气平喘，治疗支气管哮喘、慢性阻塞性肺疾病等肺系疾患；又主张“痰为阴邪，当以温药和之”，善用姜半夏、干姜、细辛等药温化痰饮。对症开方时，每用“陈氏温肺化痰汤”经验方治疗支气管哮喘常获良效。①②

医本探源

① 车蕙芳，徐慧平，陈洪. 温肺化痰汤治疗支气管哮喘“寒哮证”的临床疗效观察［J］. 中药材，2017，39（8）：1899—1901.

② 徐慧平，陈洪，黄桂琼，等. 陈氏温肺化痰汤联合吕氏对穴治疗支气管哮喘寒哮证临床观察［J］. 新中医，2017，49（12）：46-49.

下篇

医学思想与临床经验

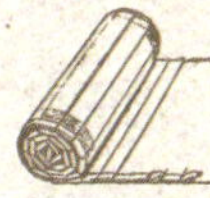

第一章　呼吸病

医学寻踪

中医理论认为肺为五藏之华盖，其位最高，外合皮毛，肺为娇藏，不耐寒热，又为清肃之脏，不容异物，故外感和内伤因素都易伤损肺藏而引起病变。肺主气，司呼吸，故肺病多以气机升降失常的证候为主。其基本病机是由于感受外邪或痰浊等导致邪气壅阻，肺失宣肃，或劳倦久病等导致肺气阴亏虚，肺不主气。因肺失宣肃，故常见咳嗽、喘息等；因肺不主气，故常见短气、自汗、易感冒等；肺朝百脉，助心主治节，因肺气失调，不朝百脉，可引起心血的运行不利，而发为心悸、胸闷、唇甲紫暗等；肺能通调水道，因肺失宣肃，通调失职，可引起水肿、小便不利等。据《素问·藏气法时论》，“肺苦气上逆，急食苦以泄之”“肺欲收，急食酸以收之，用酸补之，辛泻之”，肺失宣肃基本病机之一，因此宣降肺气为肺病证的治疗要点。正如吴鞠通所谓“治上焦如羽，非轻不举”，肺藏恶燥，燥则肺气上逆而咳喘，甘润可使肺气自降，清肃之令自行。肺气上逆，则用苦降酸收之品，以肃降肺气。酸收意在固摄耗散之肺气，但注意勿收敛邪气；苦降时常与宣散同用，虽有主次，但重在一宣一降，顺其肺之开阖。

咳嗽作为肺系疾病中最常见的病症，是导致病患就诊的主要症候。“咳”不仅在《黄帝内经》原文的许多篇幅中都有所提及，更有《素问·咳论第三十八》对咳嗽的病因、症状及证候分类、病理转归及治疗等问题做了较为系统的论述，其中“五藏六府皆令人咳，非独肺也”可谓是该篇中最为精彩的一笔。《素问·咳论》云:“肺咳之状，咳而喘息有音，甚则唾血。心咳之状，咳则心痛，喉中介介如梗状，甚则咽肿、喉痹。肝咳之状，咳则两胁下痛，甚则不可以转，转则两胠下满。脾咳之状，咳则右胁下痛，阴阴引肩背，甚则不可以动，动则咳剧。肾咳之状，咳则腰背相引而痛，甚则咳涎。”描述了五藏咳之不同特征。通过这一理论认识到咳嗽虽属肺系病症，但其病变部位并不拘于肺，咳嗽与五藏六府均有一定的关系。现代医学同样也借鉴了《黄帝内经》中整体观念的学术思想，认识到咳嗽不仅涉及呼吸系统的不同部位，如鼻、气管、肺等，也涉及其他系统，如消化、心血管、免疫、神经等。虽然西医对咳嗽的病因的认识不能简单地和“五藏咳”“六府咳”一一对应，但是这种认知上的趋同性也进一步表明了中医学及其理论的科学性、有效性，能够经受长期的实践检验。

从肺论治咳。咳为肺病，“天气通于肺”，肺为娇藏，主宣发与肃降，呼之则虚，吸之则满，只受得自然界之清气，受不得外来之邪气，邪气客之则呛而咳；“肺朝百脉”，为藏府之华盖，只受得藏府之精气，受不得藏府之病气，病气干之亦呛而咳。外感之咳，其病在肺，如风寒、风热、燥热等外邪袭肺、痰热阻肺等咳证，出现咳嗽或咳喘，喉中有水鸡声，吐痰白黏，或白黄相兼，或黄痰稠黏不易咳出，或如脓性痰，或咯吐血痰等一系列表现，与“咳而喘息有音，甚则唾血”等肺咳之状大致相似。针对病情采取疏散外邪、宣肺止咳、清化痰热、化痰排脓等相应措施。

从肝论治咳。肝之经脉，上入膈膜，分布胁肋，并注于肺。肝主疏泄，具少阳升发之气，宜升；肺主气，司呼吸，主治节，宜降。升降适宜，以维护肺气的正常呼吸功能。肝气郁滞，疏泄失常，日久化火，木火刑金，肝火熏灼肺经，阻碍肺气肃降引起咳嗽，且牵引胁肋部位疼痛，或左，或右，或两胁疼痛不已，转侧不利。稍有不慎，则咳嗽、胁痛加剧，咳甚则胁疼愈剧，胁愈疼则咳愈甚。此肝火上犯于肺之咳，肝邪冲逆于经之痛，这些表现与“咳则两胁下痛，甚则不可转，转则两胠下满”之肝咳病状大致相同。以肝病为本，肺咳为标。治当清泄肝经有余之火，改善疏泄之职。肝火得清，肝郁得疏，升降适度，肺气宣利，则咳嗽顿减。

从心论治咳。心主一身之血脉，诸血者皆属于心。血液流行须赖心气之鼓动，如环无端，周流不息；肾为水藏，主水液，司开阖，维持机体的水液代谢。当心气不足或心肾阳气虚衰时，心主血脉和肾主水液功能低下或衰减，血液流行不畅而瘀滞，水液代谢障碍而停蓄，血液、水饮郁聚肺中，影响肺气，呈水饮犯（射）肺之状。肺之宣发肃降功能失常，必然引起咳嗽或咳喘，咳吐多量泡沫，清稀痰涎或咯血，甚至咳逆倚息不得卧。这些表现与“咳则心痛，喉中介介如梗状，甚则咽肿、喉痹”等心咳之状有所不同，而与肾咳之状的“咳涎”又颇相似。以心肾病变为本，肺咳为标。治疗上，轻者补益心气、振奋心阳；重者心肾同治、温阳化饮，改善心主血脉和肾主水液功能，肺中瘀血畅行，水饮运化，肺气得利，则咳嗽必减。

从脾论治咳。脾主运化，如脾运化功能不正常，或脾阳不足，无力运化水湿，聚湿生痰，痰湿阻肺，肺失宣降而至咳嗽。善治痰者，不治痰而治气，气顺则一身之津液亦随气而顺矣。所谓治气，乃用甘温或苦温之药调理气机，恢复脾气运化水湿之常，则痰饮自消。“脾为生痰之源，肺为贮痰之器”，临床上多以咳痰清稀、因痰而咳、便溏等为主要表现，治宜健脾燥湿、化痰止咳。

从肾论治咳。《医述·咳嗽》谓：“肺金之虚，多由肾水之涸，而肾与肺又属子母之藏呼吸相应，金水相生，若阴损于下，阳孤于上，肺苦于燥，则咳不已，是咳虽在肺，而实在肾。”肾主水，总司人体的水液代谢，又主气化、纳气。若肾的气化功能失常，则水液代谢不能正常运行，则水浊内生，化生痰饮，上输于肺，则发咳嗽；肾气虚，不能纳气，则肺气无根，上逆也为咳或喘，治宜固肾纳气，温阳化饮。

临床经验

◇ 辨病与辨证相结合治疗慢性咳嗽

慢性咳嗽多由外感六淫、正气不足、气机不畅、劳累过度、饮食不慎等引起，治疗上要注重祛邪扶正，调畅气机，辨病与辨证相结合，可用经方结合岭南特色中药草进行辨治。

一、病因病机

慢性咳嗽是指以咳嗽为唯一或主要症状，时间超过8周，胸部X线检查无明显异常，其常见病因包括上气道咳嗽综合征（UACS）/鼻后滴漏综合征（PNDS）、咳嗽变异性哮喘（CAV）、变应性咳嗽（AC）、胃食道返流性咳嗽（GERC）、嗜酸粒细胞性支气管炎（EB）等。慢性咳嗽在祖国医学中属于“慢咳”“久咳”等的范畴。长期的临证实践得出，慢性咳嗽多由外感六淫、正气不足、气机不畅、劳累过度、饮食不慎等引起，虚实夹杂，病程缠绵，迁延不愈。在发病过程中，风和郁既是主要致病因素也是病理产物，治疗上总结出“治咳十法”，即疏风、宣肺、疏肝、理气、调脾、固肾、养阴、润燥、平调、和逆，并且采用辨证与辨病相结合的思路治疗咳嗽。

二、经典方、合方应用与岭南特色中草药结合

运用经典方、合方与岭南特色中草药结合治疗慢性咳嗽，小青龙汤、小柴胡汤合止嗽散是其常用经典合方。《素问·咳论》谓：“皮毛者，肺之合也。皮毛先受邪气，邪气以从其合也。其寒饮食入胃，从肺脉上至于肺，则肺寒，肺寒则外内合邪，因而客之，则为肺咳。”本人认为小青龙汤证与咳论所述恰好相符，取小青龙汤疏散外邪，小柴胡汤调理气机，止嗽散疏风宣肺，止咳化痰。此外常根据寒、热、虚、湿、郁辨证的偏颇，选取一到两味岭南特色中草药配合治疗。如偏热证者，加广东龙利叶，龙利叶是广东传统道地药材，气微，味淡、微甘，具止咳化痰的功效。据《岭南采药录》记载，在民间常用龙利叶和猪肉煎汤治疗痰火咳嗽，及“龙舌叶二至四钱（鲜用三钱至一两）水煎服”治急性支气管炎、上呼吸道炎、支气管哮喘。偏寒者加广东沉香，沉香是岭南八大特色中药材之一，味辛、苦，性温，具有纳气平喘的功效，对于脾肾不足、咳嗽频频、语声低微、喜热恶寒者加1.5~3g后煎服。偏虚者加广东牛大力，牛大力为豆科崖豆藤属植物，产地在广

东东部，是广东省的道地药材和特色南药品种之一，入选广东省立法保护的岭南中药材第一批遴选品种。据《全国中草药汇编》记载，牛大力甘，平，归肺、肾经，具有补虚润肺的功效，主要用于治疗虚劳咳嗽等。偏湿者加广东陈皮，广东陈皮也是岭南八大特色中药材之一，味辛、苦，性温，具有健脾燥湿，导滞化痰、止咳平喘之效，李时珍曰："橘皮，若能泻能燥，辛能散，温能和。其治百病，总是取其理气燥湿之功。"偏郁者加紫苏梗，紫苏梗味辛，性温，也为南方药材，据《得配本草》其具"疏肝，理肺，理气，和血，解郁，止痛，定嗽"的功效。

三、注重调畅气机

肺为气之本，外合皮毛，内系咽喉。若肺之气机升降异常，则是产生咳嗽的重要病因病机。故治疗咳嗽应当以调理肺之气机为重点，使气机升降和调，则用药方能得验，咳嗽乃能止。《河间六书·咳嗽论》谓："寒、暑、燥、湿、风、火六气，皆令人咳。"《素问·咳论》："五藏六府皆令人咳是，非独肺也。"《医学三字经》："肺为藏府之华盖，呼之则虚，吸之则满，只受得本藏之正气，受不得外来之客气，客气干之则呛而咳矣；亦只受得藏府之清气，受不得藏府之病气，病气干之，亦呛而咳矣。"根究咳嗽主要病机，咳嗽不外乎为各种原因所致肺气宣降失常，肺气上逆，作声、咳吐痰液而发为咳嗽。因此，在咳嗽的治疗上要重视调畅肺气，使得宣降平衡，使其升降相合，则能药到病除。

多年的临床实践认为，随着生活环境的改变，情志因素在咳嗽的发生、发展中起着重要的作用，肝气郁结、肝火犯肺、肝肾亏虚、肝经郁热、肝气滞血瘀等均可影响肺之宣发肃降而引起咳嗽。因此，在治疗慢性咳嗽时需要辨证兼顾疏肝理气，对于慢性咳嗽伴情志不舒、闷闷不乐者，伍醋柴胡合素馨花；伴口苦、胸胁满闷不舒者伍白芍合枳壳。

四、辨病与辨证相结合

（一）上气道咳嗽综合征/鼻后滴漏综合征引起的慢性咳嗽

本类病症除咳嗽外，还常见鼻塞、咽痒，频繁清嗓，咽喉部异物感等，有明显的病位（鼻、咽喉）特征，我们认为其病位在上，乃风痰留恋、咽喉不利、肺气上逆所致，治疗以疏风宣肺为主，配合化痰、养阴、清热、利咽等，临床根据风（寒）、痰湿、风热（燥）、痰瘀（郁）的不同，灵活予以变化化裁。若以鼻塞、鼻痒、流涕、喷嚏等鼻窍症见为主，常以黄芪桂枝五物汤合辛夷配苍耳子散风除湿，宣肺通窍，地龙配僵蚕祛风通络；若咽喉见症为著（咽喉干痒、咽喉不爽、频繁清嗓、声嘶声哑等），常以桑杏汤、加味桔梗汤为基本方，合诃子配橘皮敛肺理气清音。

（二）咳嗽变异性哮喘

本病主要病机为风邪犯肺、肺气失宣、气道挛急，根本病因在于肾气不固、肾失摄纳，同时分缓解期和急性加重期辨治。急性加重期长风夹寒邪侵袭，临床以咳嗽阵作，咽痒则咳，痰少或痰稀如唾，剧则气促、苔白、脉浮为主要表现，治疗上以祛风散寒、温肺止咳、平喘为法，常以自拟陈氏温肺化痰汤为基础方，合半夏曲配旋覆花燥宣结合，降逆化痰止咳。缓解期治疗时以固肾为主，配合宣肺、疏风、健脾等，常以玉屏风散合六君子汤为基础方，加熟地黄配蜜麻黄金水相生，补骨脂配蛤蚧补肺纳肾。

（三）变应性咳嗽引起的慢性咳嗽

本病是病患自身特禀体质的基础上外感风邪，肺失宣肃而发，治疗以疏风为主，配合宣肺、理气、健脾等，以止嗽散合过敏煎（防风、银柴胡、乌梅、五味子）为基本方，常加莱菔子、白芥子、紫苏子、葶苈子、杏仁，白术。

（四）胃食道返流引起的慢性咳嗽

本病引起的慢性咳嗽常伴有嗳气、反酸、胃脘部痞闷不舒甚至胁肋胀痛等，此乃肝气郁滞，疏泄失常，日久化火，木火刑金，肝火熏灼肺经，阻碍肺气肃降而发，治疗以疏肝为主，配合理气、平调、和逆等。常用柴胡疏肝散合旋复代赭汤为基本方，加密枇杷叶配半夏降逆止咳，橘红配橘络通利互用，除痰消胀。

（五）嗜酸粒细胞性支气管炎引起的咳嗽

主要表现为慢性刺激性干咳或咳吐少许粘痰，其病机乃肺气不足，肺阴亏虚所致，治疗以养阴润燥为主，配合宣肺、疏风等，拟二冬二草二母汤（天冬、麦冬、知母、浙贝母、甘草、鱼腥草）为基本方治疗。

◇ 久病咳喘重在扶正治本

“肺不伤不咳，脾不伤不久咳，肾不伤咳而不喘”。久病咳喘，迁延不愈，乃肺脾肾三藏亏损。“缓则治本”，故肺病迁延期、缓解期的治疗，着重培本补虚，调补脾肾，以治其本，但也要兼顾其标，辅以祛痰止咳、利肺平喘之品。可以肾气丸合六君子汤为基本方调补脾肾，扶正培本，以资收到长期疗效。并在扶正培本的基础上，兼治痰浊之标实，辅以利肺化痰、止咳平喘之品，如半夏、杏仁、桑皮、紫菀、款冬花、白前、苇根、桔梗、浮海石等，以利痰液通畅排出，使其收到短期效果，并以地龙、细辛解痉定喘。如病势缠绵，上盛下虚，肺肾出纳失常，则应加重补肾纳气，培补其下，加肉桂、沉香、蛤蚧、冬虫夏草、补骨脂，亦可配合应用蛤蚧粉4g（冲服），紫河车粉9g（冲服）；如系干咳痰稠，可加滋阴生津之品，如沙参、麦冬、天冬、地骨皮、天花粉等，使其痰增加，由稠变稀，容易咳出，即可减少咳嗽；如系痰多气壅，则加强祛痰药物如葶苈子、瓜蒌子、锻礞石，或者川贝母粉3~6g冲服，使其痰能排除，痰除则咳喘易止。麻黄可缓解气管痉挛，为治咳喘要药，若咳喘严重，可加蜜炙麻黄10g左右；久咳不止，可加罂粟壳6g，此为定喘止咳良药，但中病即止，以防久服成瘾，亦可法半夏、细辛、五味子同用温化痰饮；若痰浊有化热倾向，黏稠不易咯出，此时慎用干姜、桂枝等大辛大热之品，以免助邪化热，可酌加清解之品，如黄芩、鱼腥草、浙贝母、龙利叶等，或黄芩、桑白皮相配，以泻肺平喘清热，或配以黄芩、广地龙清热解痉定喘，以防痰湿转化痰热，引起急性发作。

◇ “以平为期”膏方调治慢性肺病

膏方又称膏剂或膏滋药，是以中医理论为指导，辨证论治为基础，将药浓煎后去渣取汁浓缩，再根据不同病情需要加入适量的冰糖、饴糖或蜂蜜，并配以阿胶、鹿角胶等收膏而成，具有强身与治疗兼顾等特点，服用方便的中医特种保健品。慢性肺病如反复感冒、哮喘、慢阻肺、间质性肺病等多为本虚标实，其病机多为禀赋不足或后天失养，津、血不归正化，导致宿根如痰、浊、瘀伏藏体内，遇外邪则引触发作。病程缠绵，反复发作，难以根治。这些肺系疑难病应用膏方治疗调养，能起到改善症状、延缓病情发展、提高患者生活质量、降低病死率的目的。在支气管哮喘、慢阻肺、间质性肺病中，常常需要糖皮质激素的治疗，膏方可降低糖皮质激素的副作用，增加糖皮质激素受体对糖皮质激素的敏感性，减少糖皮质激素的用量，减少急性发作，帮助减少解痉药物应用。《素问·至真要大论》："谨察阴阳所在而调之，以平为期。""平调阴阳"是慢性肺病的治疗核心，立于"肾"，根于"脾"，着眼于痰、浊、瘀、风。痰、浊、瘀为病之夙根，风邪为引发因素，其易感外邪以寒为主，然而又常寒邪化热。

一、材料的选用

包括饮片（原料中药材）、胶（膏）类、糖类（糖尿病人可用代糖类）。

（一）饮片：以选用一些肉质、根茎析膏量多的药材为主，少用草药、矿物药。常用一些参茸类和其他贵重药物，是膏方中体现补益虚损功效的重要组成部分。人参类如生晒参、西洋参、红参、高丽参，精细料如羚羊角粉、鹿茸片、海马、海龙、紫河车粉、蛤蚧粉等，植物药如西红花、川贝粉、三七粉、石斛，菌藻类药如冬虫夏草、灵芝、灵芝孢子粉，药食两用的补益药如黑芝麻、胡桃仁、红枣泥、龙眼肉等。

（二）胶（膏）类：收膏常选用阿胶、鹿角胶、龟板胶、鳖甲胶等加强补益阴津作用，并增加膏滋黏稠度，常用胶类有阿胶滋阴补血，润肺止血；龟板胶滋阴潜阳，益肾强骨，兼补血止血；鹿角胶补肾阳，生精血；鳖甲胶补肾滋阴，破瘀散结。

（三）糖类：依据体质选用：脾胃功能欠佳者选用饴糖，阳虚气弱者选用红糖，阴虚者用冰糖，高血压、糖尿病、高脂血症患者选用木糖醇、元贞糖。

二、调治的要点

固卫气以控制或减少发作。

治未病：针对不同的疾病给予预防性治疗。

祛病纠偏：膏方并不是单纯的补药，而是治疗肺系疾病的一种有效剂型，它包括“祛病纠偏”，虚实兼顾、祛邪扶正的双重含义，促进人体机能的整体调整，对支气管哮喘、慢性支气管炎、肺炎反复发作、体虚易感冒、慢性阻塞性肺气肿及支气管扩张反复感染、咯血者，尤为适宜。

调理重点：肺、脾、肾三藏。

三、治则与选药

膏方调治肺病的基本治则是：补气固卫，调补肺、脾、肾三藏；常用攻补兼施法，包括补气兼理气、补血兼活血、养阴兼清热、温阳兼祛寒、止咳平喘兼化痰。在辨证的基础上根据主治功用的不同进行分类选用药物，如补气固表选用党参、太子参、黄芪、白术、防风、灵芝，补肺养阴选用南北沙参、西洋参、天麦冬、玉竹、怀山药、川石斛、玄参、天花粉、百合，补肾填精选用生熟地、首乌、黄精、女贞子、五味子、桑椹子、枸杞、山茱萸、龟板、阿胶，补肾气选用仙灵脾、巴戟天、菟丝子、补骨脂、仙茅、苁蓉；温肾助阳选用熟附片、肉桂、鹿茸片，化湿化痰选用法半夏、制南星、陈皮、苍术、茯苓、贝母，止咳平喘选用紫菀、款冬、炙枇杷叶、白前、桑白皮、射干，清热化痰选用全瓜蒌、前胡、黄芩、大贝母，清热解毒选用蒲公英、紫地丁、紫草、半枝莲、蛇舌草、黄连、黄芩，宣肃平喘选用麻黄、桂枝、细辛、白果、射干、桑白皮、薤白、旋覆花、代赭石、乌梅、柯子，化痰止咳选用紫菀、冬花、前胡、白前、杏仁，化痰通络选用桃仁、蜈蚣、全蝎、蜂房、山慈菇、炮山甲，疏肝祛风选用柴胡、黄芩、僵蚕、蝉衣、川朴、荆芥，宣通开窍选用银花、连翘、桂枝、芍药、藿香、细辛、苍耳子、辛夷、白芷，温阳利水消肿选用熟附片、桂枝、茯苓、猪苓、川椒、防己、葶苈子。

四、用药原则

（一）治肺病初病，方宜轻灵。不宜过分滋补，适合于肺气虚，卫外不固，藩篱不密，易感冒等。以玉屏风散加味，药用黄芪、太子参、白术、防风、桂枝、大枣、生姜、桑皮、陈皮、杏仁、枇杷叶、甘草等；若伴有过敏性鼻炎、哮喘者，加白芍、白芷、乌梅、苍耳子、辛夷花；挟有痰饮之症，可加茯苓、干姜、细辛、麻黄、五味子、紫菀；痰热之症，可配千金苇茎汤、黄芩、夏枯草、金银花、鱼腥草。

（二）病久则肺肾同病宜峻补。对久咳致喘的肺肾两亏证，以补肺汤、参蛤散加味，药用人参、黄芪、当归、黄精、熟地、补骨脂、款冬花、五味子、紫石英、紫菀、紫苏子、紫丹参、核桃仁、紫河车、冬虫夏草、蛤蚧（研末，收膏时另加）、桑白皮、葶苈子、甘草。阴虚配麦冬、枸杞子、女贞子、旱莲草、龟板胶滋养肺肾之阴；阳虚配红参、熟附子、肉桂、肉苁蓉、鹿角胶等滋补阳气病及气之本、肾之根，宜峻补而不宜呆补，熟地配砂仁，养阴法中伍木香、陈皮、山药、茯苓、麦芽、谷芽、山楂等健脾运化之药。

医案拮萃

◇ 案例一

姓名	杨某	性别	男	年龄	47岁
病例记录	诉感冒后咳嗽，咯痰2月，痰黄偏稠，较难咯出，伴少许鼻塞、口干、咽干，无发热胸痛等不适。平素有吸烟史，应酬、熬夜较多，胃纳一般，大便较干结。				
2018年5月13日一诊	舌红，苔黄，脉沉。查：咽喉充血（+），双扁桃体无肿大，双肺听诊（-）。考虑外邪入里化热，痰热郁肺，治疗清热化痰，宣肺止咳。拟方：制陈皮10g，前胡15g，苦杏仁10g，桔梗15g，浙贝母5g，桑白皮15g，地骨皮15g，紫菀15g，麦冬15g，炒车前子15g，黄芩15g，炒苍耳子10g。5剂。水煎服，日一剂。				

下篇

（续上表）

2018年5月18日二诊	咳嗽，咯痰减轻，痰较前易咯出，无鼻塞，仍觉口干，咽干明显，考虑平素烟酒过多，津液亏耗，上方去炒车前子、炒苍耳子，加石斛15g，百合15g清热生津，木蝴蝶10g润喉止咳。5剂。
2018年5月24日三诊	少许咳嗽，黄痰，口干、咽干减轻，舌红，苔少，脉沉，考虑病邪已去大半，气阴两虚之象出现，去木蝴蝶，加太子参15g，山茱萸15g益气养阴。5剂。

◇ 案例二

姓名	杨某	性别	女	年龄	51岁
病例记录	反复咳嗽2月余，干咳为主，伴口干苦，两胁胀痛，胃纳，睡眠一般，二便调。				

（续上表）

2018年6月2日一诊	舌边后，苔薄，脉弦。查胸片、肺通气功能、支气管激发试验、FENO、血常规、CRP均未见明显异常。曾服用头孢类抗菌素、甲氧那明、中药等治疗，效果欠佳。结合病史及舌脉象，考虑木火刑金，肺失宣肃，治疗以清肝解郁、理气宣肺为法。拟方：桂枝10g，甘草6g，北柴胡12g，葛根20g，土茯苓20g，炒陈皮8g，法半夏12g，佛手15g，香附15g，桑白皮15g，地骨皮15g，紫苏梗12g。5剂。
2018年6月8日二诊	诸症减轻，上方续服5剂。

◇ 案例三

姓名	翟某	性别	男	年龄	76岁
病例记录	反复咳嗽3月余，夜间明显，为干咳，时有平卧后咳嗽加重，伴气促，无下肢浮肿。胃纳尚可，二便调。有高血压病史10余年，血压控制一般。				

（续上表）

2018年 6月26日 一诊	查心脏彩超提示左心舒张功能减退。余各项检查未见明显异常。舌淡暗，苔白，脉沉缓，舌脉脉络迂曲。结合病史及舌脉象，考虑心阳不足，心脉瘀阻，饮停心肺，治疗以温振心阳，通脉化饮为法。拟方：桂枝10g，甘草10g，龙骨20g，牡蛎20g，丹参20g，地龙10g，茯苓20g，白术15g，旋覆花10g，煅赭石10g。5剂。
2018年 7月2日 二诊	咳嗽，气促减轻，守上方续服5剂。
2018年 7月8日 三诊	咳嗽，气促基本缓解，血压控制平稳，要求中药调治，予本院益气活血膏治疗。

医本探源

◇ 案例四

姓名	高某	性别	男	年龄	69岁
病例记录	反复咳嗽、咯痰、胸闷3月余。诉咳嗽，憋闷感，咯白痰，量多，晨起明显，无发热。平素大便溏，易汗出，腹胀脘痞，四肢酸困，胃纳较差。				
2018年5月11日一诊	各项检查未见明显异常。体型肥胖，舌淡胖，苔白腻，脉濡滑。考虑素体脾阳亏虚，运化失司，聚湿生痰，治疗当温阳健脾，化痰止咳。拟方：党参15g，茯苓25g，桂枝10g，白术10g，干姜3g，甘草6g，苍术10g，陈皮10g，法半夏10g，豆蔻5g，桔梗10g，枳壳10g，芥子10g，紫苏子10g。5剂。				
2018年5月17日二诊	咳嗽、胸闷已去大半，咯痰减少，仍觉乏力，汗出，上方加黄芪15g，白术10g，防风10g。5剂。				

（续上表）

2018年 5月23日 三诊	咳嗽、胸闷基本缓解，少许白痰，大便仍较溏，偶有腹胀，胃纳一般。舌淡胖，苔薄，边有齿印，脉濡。予惠州市中医医院健脾养胃膏调服。

◇ 案例五

姓名	李某	性别	女	年龄	72岁
病例 记录	每到春秋季节素犯咳嗽，常迁延两三个月，而且是晚上甚，早晨痰多。				
2017年 3月7日 一诊	此次又感风寒，咳嗽频作，无发热，无流涕，痰多，多为白稠痰，纳可，便可。舌淡苔黄，脉浮，考虑风寒入里化热，用麻杏石甘汤加葶苈子、法夏，3剂治疗。				
2017年 3月11日 二诊	咳嗽好转，白天基本不咳，晚上仍作，效不更方。按此法继续治疗。5剂。				

（续上表）

2017年3月17日三诊	晚上咳嗽、晨起痰多这些症状没有好转。且吐痰时满嘴咸味，多有不适。考虑如果只是痰热问题，用药患者应会好转，必有他因。在中医五行理论中，五藏各有其味，而肾主咸，这是提示患者素体肾虚，每值冬春交接之时，气候寒温变化，容易感受外邪而致病，痰湿是标，肾虚是本，于是予惠州市中医医院健脾补肺固肾膏调服。一膏后患者来诉，咳嗽已止，也无痰。

◇ 案例六

姓名	蓝某	性别	女	年龄	82岁
病例记录	慢性阻塞性肺病10余年，近3年因“慢阻肺急性加重”反复住院治疗。2015年7月3日，曾因“慢阻肺急性加重、肺源性心脏病”在惠州市中医医院内一科住院治疗，病情得到控制后出院。出院后，仍觉胸闷、乏力、气短、纳差，时有咳嗽咯痰，于2015年7月15日就诊，要求调治。				

（续上表）

一诊	舌暗红，苔少，脉沉细，舌下脉络暗紫。结合病史及舌脉象，治疗当以益气养阴、健脾固肾、化痰平喘为法，选用生脉散合六味地黄汤为基础方，考虑时逢入伏，盛夏胃纳不佳，合用六君子汤健脾和胃。同时，结合春夏养阳，加用盐菟丝子、酒苁蓉温阳补肾。拟方：太子参30g，麦冬15g，醋五味子5g，熟地黄15g，酒萸肉20g，沙苑子15g，山药15g，茯苓30g，白术15g，盐菟丝子15g，酒苁蓉30g，酒黄精15g，苦杏仁15g，瓜蒌子15g，陈皮5g，法半夏10g，红曲10g，红景天10g，黄芪20g。15剂。
二诊	2015年9月14日，患者自服用汤剂以来喘促、乏力逐渐减轻，胃纳改善，偶有咳嗽咯痰。近2月未再因慢阻肺急性加重入院，继续予以调治，考虑天时已进入白露，为初秋，加用养阴润肺之品。在原方基础上加用沙参15g，百合15g，石斛15g，阿胶20g，制成膏方连续服用2个月。

（续上表）

三诊	2015年11月23日，时已入冬，患者往年喘促、胸闷，咳嗽、咳痰明显，必当住院治疗，但服用膏方后上症明显改善，胃纳可，二便调，已停用吸入类激素。原方去瓜蒌子、红曲，阿胶减半，加用旋覆花15g，代赭石15g，纳气补肾；鹿角霜15g，温肾助阳，继续制成膏方连续服用2个月。
四诊	2016年2月26日，患者病情稳定，要求继续服用膏方治疗，考虑时为初春，雨水渐多，外湿日盛，治疗上须注重化湿、祛湿，将膏方调整如下：党参30g，麦冬10g，醋五味子5g，熟地黄15g，生地黄15g，莲子15g，芡实15g，酒萸肉20g，沙苑子15g，山药15g，茯苓30g，白术15g，酒黄精15g，陈皮5g，法半夏10g，苍术10g，砂仁5g，阿胶15g，红景天10g，黄芪30g。15剂。继续制成膏方连续服用2个月。

（续上表）

随访	患者自服用膏方调治至今，喘促、胸闷，咳嗽、咳痰等症状明显缓解，未再住院，胃纳、睡眠可，生活自理，未再使用激素及支气管解痉药。

◇ 案例七

姓名	蔡某	性别	女	年龄	60岁
病例记录	因“发作性喘息20年，再发1周”于2016年2月15日入住惠州市中医医院内一科。				
入院情况	患者入院时症见喘息、呼吸困难、气促、咳嗽，咳黄白黏痰，痰难咯出，胸闷心悸，无胸痛，心前区无压榨感，畏风，无发热，食纳可，睡眠差，二便尚调。胸廓对称，呼吸动度对称，双肺叩诊清音，双肺呼吸音减弱，可闻及呼吸相哮鸣音，未闻及明显湿啰音，无胸膜摩擦音。舌质红，苔黄腻，脉滑数。				

（续上表）

入院诊断(一诊)	患者入院后，西医治疗抗感染、抗炎、解痉平喘等基础治疗。中医辨证哮病急性期热哮，根据“急则治其标”的原则，以“清热宣肺、化痰平喘”为法，定喘汤加味：麻黄9g，白果15g，姜半夏10g，黄芩10g，苦杏仁10g，紫苏子10g，款冬花10g，桔梗15g，款冬花10g，甘草6g，桑白皮10g，瓜蒌皮15g，荆芥10g，龙脷叶15g，红景天6g。5剂。水煎温服，每日1剂。
2016年2月20日查房	患者精神尚可，气促缓解，咯白稀痰，无胸闷胸痛，无恶寒发热，无咯血盗汗，纳眠可，二便正常。查见舌淡，苔薄，脉缓。患者热象已去，目前以脾虚为主，治疗当以健脾补肺、温化痰饮为主。拟方：党参15g，白术15g，茯苓15g，炙甘草10g，法半夏10g，陈皮10g，白芍10g，蜜紫菀10g，百部10g，蜜麻黄10g，黄芪15g，人参叶15g，干姜3g，苦杏仁10g，川贝母5g。5剂后病情稳定出院。

（续上表）

2016年 2月27日 门诊 复诊	患者活动后气短乏力，偶有白痰、口干，胃纳尚可，二便调。舌偏红，苔薄，脉沉缓。续以膏方调治，法半夏10g，制陈皮10g，茯苓15g，白术15g，红芪15g，防风10g，炙甘草6g，苦杏仁10g，川贝母5g，紫菀10g，前胡10g，百部10g，莲子15g，芡实15g，山楂3g，仙鹤草15g，仙茅15g，蜜麻黄5g，红曲5g，天山雪莲10g，丹参5g，地龙5g，肉苁蓉10g，熟地黄10g，阿胶15g，蜜糖15g。15剂。炼膏连续服用2个月。
2018年 3月16日 三诊	患者诉服用膏方后症状明显缓解，吸入用激素逐渐减量至停用，至今未再发，特来告知。

◇ 案例八

姓名	高某	性别	男	年龄	39岁
病例 记录	因“咳嗽、头痛、胸闷1周”于2018年2月2日就诊。				

（续上表）

病例记录	患者诉咳嗽剧烈，伴头痛，憋闷感，汗出，咯少许白痰，夜间咳甚，不能平卧，无发热；有高血压病史3年，目前服用厄贝沙坦氢氯噻嗪片控制。血压150/100mmHg；体型肥胖，脖子粗短；舌淡胖，苔白腻；咽红，充血（++）；双扁桃体无肿大；胸廓对称，双肺呼吸音清，未闻及明显干湿性啰音；脉沉。
2018年2月2日一诊	患者就诊时亦咳嗽频频，伴头汗出，呼吸急促。予查胸片提示心影增大，心脏彩超提示左室舒张功能减退，心电图提示左心室高电压，肺通气功能提示轻度阻塞性肺通气功能障碍。结合患者有高血压病史，以及心脏彩超、心电图、胸片等检查，考虑患者咳嗽与急性咽喉炎、舒张性心功能不全有关，治疗当温阳化饮，宣肺止咳，拟苓桂术干汤加味：茯苓25g，桂枝10g，白术10g，甘草6g，苍术10g，陈皮10g，法半夏10g，薏苡仁30g，麻黄6g，佩兰10g，前胡10g，百部10g，生姜（一元硬币大小）3片。3剂。水煎服，每日1剂。

（续上表）

2018年2月5日二诊	患者诉咳嗽无明显缓解，喉部干痒难忍，咯黄白痰，仍有憋闷感，夜间咳甚，不能平卧。查舌边红，苔白，脉沉。考虑痰饮化热，治疗调整为清热化痰，疏风止咳。拟方：桑白皮15g，苦杏仁10g，厚朴10g，川贝母5g，瓜蒌皮10g，桔梗15g，芦根10g，豆蔻5g，甘草5g，细辛5g，麻黄9g，薤白10g，枳壳10g。5剂。水煎服，每日1剂。
2018年2月10日三诊	患者咳嗽、咽干、咽痒症状减轻，仍咯白痰，胸部憋闷感。治疗以理气宽胸，化痰止咳为法。拟方：黄芩15g，苦杏仁10g，厚朴15g，川贝母5g，瓜蒌皮15g，桔梗15g，枳壳10g，甘草5g，细辛5g，麦冬20g，蜜麻黄10g，薤白10g，川芎10g，佩兰10g，化橘红10g。5剂。水煎服，每日1剂。

（续上表）

2018年 2月17日 四诊	患者无明显咳嗽，咯少许白痰，胸部憋闷感减轻，但仍觉夜间呼吸不畅，有憋闷感。结合患者体型肥胖，脖子短粗，呼吸不畅，有憋闷感，不排除睡眠呼吸暂停综合征可能，予行睡眠呼吸监测。结果提示阻塞性睡眠呼吸暂停，结合AHI和血氧饱和度为中–重度，建议无创通气治疗，患者拒绝，要求中药治疗。治疗方案如下：控制体重，侧卧，控制血压。拟方：紫苏子30g，法半夏9g，苦杏仁10g，厚朴15g，瓜蒌皮15g，桔梗15g，枳壳10g，甘草6g，薤白10g，川芎10g，佩兰10g，化橘红10g，茯苓15g，仙茅15g，仙鹤草15g。15剂。水煎服，每日1剂。

下篇

（续上表）

2018年 3月12日 五诊	患者无咳嗽，仍咯少许白痰，夜间呼吸不畅，憋闷感基本缓解。舌淡胖，苔薄，脉沉缓，尺脉尤甚。考虑肥人多虚，以脾肾两脏为主，调整方如下：法半夏9g，瓜蒌皮15g，桔梗15g，枳壳10g，甘草6g，佩兰10g，化橘红10g，茯苓15g，仙茅15g，仙鹤草15g，黄芩10g，金樱子15g，丹参12g，菟丝子15g，灵芝15g，益母草15g，芡实10g。15剂。水煎服，每日1剂。
2018年 4月9日 六诊	患者无咳嗽，无咯白痰，无夜间呼吸不畅、憋闷感，睡眠改善，2个月内体重下降约4kg。续服上方10剂，另嘱其继续控制体重，控制血压。

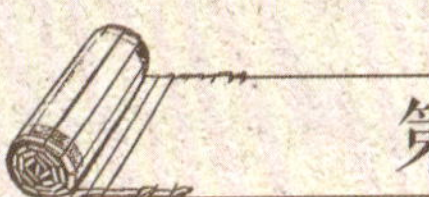

第二章　老年病

医学寻踪

老年病又称“老年疾病”，是指人在老年期所患的与衰老有关的，并且有自身特点的疾病。年迈者生理上藏府功能衰退，病理上有其特殊的表现，多“虚”是主要特征，论治注重调补，尤重脾肾。其中，身心同病是老年病的一个重要特点，即老年多“郁”，论治时需身心兼顾，疏肝理气调情志。老年病具有症状隐匿、病史缠绵、多病相兼、虚实夹杂的特点，在诊治时要善抓主证；痰邪为患，无处不在，祛邪首重化痰；顾护脾胃，知常达变。具体介绍如下：

◇ 多虚、多郁、多痰致病

一、老人多虚，调补脾肾

人进入老年期后，人体组织结构进一步老化，各器官功能逐步出现障碍，身体抵抗力逐步衰弱，活动能力降低，以及协同功能丧失，因此老年人患病较年轻人多，并具有其特点。

中医认为衰老是由正气不足、藏府亏损、气血虚衰、机体失于濡养、生理机能低下所致。许多老年病的临床表现均可以用藏府、气、血、阴、阳诸虚（不足）解释。如老人涕泪俱出、流涎、遗尿、溺数，属气虚不能摄津；老人癃闭、大便秘结、腹胀，多属虚证，乃气虚而滞；气虚甚者，导致气陷，出现大便失禁、脱肛、藏器下垂之状；老人头晕乏力、眼花、心悸、失眠、肢体麻木、唇爪不荣、脉沉细等，乃血虚所致；津血同源，血虚津液亦不足，筋脉肌肤失养，故见皮肤粗糙、肢体拘挛，若见肢体颤抖，乃血虚生风；若肢体痿软无力，乃血不养筋之痿证；若老人血虚津亏，并见肠燥便秘。

综上所述，藏府、气、血、阴、阳诸虚（不足）乃是老年病的病理特点。五藏虚损是衰老的原因，也是导致疾病发生的主要因素。五藏之中，脾肾最为关键。

脾在五藏中是一个极受重视的内藏，这主要取决于脾主运化的生理功能。脾主运化水谷精微，是人体摄取营养物质的主要器官（这些营养物质是化生气血津液的物质原料），从而确立了脾为后天之本的特殊地位。然而，由于脾主运化的生理活动是在胃主受纳腐熟的基础上进行的，脾与胃都参与了人体的消化吸收，故常把脾与胃合论，而称“脾胃同为后天之本”。李东垣在其所著的《脾胃论》中，反复强调脾胃对人体生命活动的极端重要性，并力倡补脾胃。肾的主要生理功能是主藏精，主水，主纳气。由于肾藏先天之精，主生殖，为人体生命之本原，故称肾为“先天之本”。肾精化肾气，肾气分阴阳，肾阴与肾阳能资助、促进、协调全身藏府之阴阳，故肾又称为“五藏阴阳之本”。肾藏精，主蛰，又称为“封藏之本”。基于肾和脾的生理功能为先后天之本，在生理上，“先天生后天，后天生先天”，脾气健运，需肾阳之温煦，肾精充盈，有赖脾所化生的水谷精微补养；在病理上，二者亦互相影响。临床中，老年人脾胃虚弱最为常见，在治疗老年病时须根据脾的生理和病理特点进行调理诊治。脾以调为主，处方用药时常注重健脾理气之对药的运用，如苍术配白术、白术配茯苓、山药配扁豆、莲子配芡实、黄芪配党参、半夏曲配陈皮等。

《素问·上古天真论》云：“女子七岁肾气盛，

齿更发长。五七阳明脉衰，面始焦，发始堕。六七三阳脉衰于上，面皆焦，发始白。七七任脉虚，太冲脉衰少，天癸竭，地道不通，故形坏而无子也。丈夫八岁肾气实，发长齿更……五八肾气衰，发堕齿槁。六八阳气衰竭于上，面焦，发鬓斑白。七八肝气衰，筋不能动。八八天癸竭，精少，肾藏衰，形体皆极，则齿发去。”由此可知，随着年龄的增长，阴阳、气血精津液、五藏六府、四肢百骸均出现衰老，其中以肾气的作用至关重要，肾气衰、天癸尽是老年衰老的主要原因。肾为先天之本，元阴元阳所寄，调补肾之阴阳就可使全身阴阳达到平衡。老年人多虚实夹杂之证，如老年高血压眩晕多属肝肾阴亏、肝阳上亢，为上实下虚之证；老年慢性咳喘，多为痰浊蕴肺，同时下元虚衰、肾不纳气而成虚实夹杂之证；老年功能性便秘，多为脾肾两虚，气血津液亏损，切不可盲目苦寒泻下。在治疗老年高血压病、慢性咳喘、便秘等老年病症时，常合用补肾法从本图治，或以地黄汤及类方为基础方进行随症加减，或加入补肾之药对，如老年高血压加入仙茅配淫羊藿温补肾阳；慢性咳喘加入补骨脂配蛤蚧或补骨脂配胡桃仁补肾纳气平喘；便秘加入女贞子配肉苁蓉补肾润肠，并根据阴虚阳虚不同随症加减。

二、老年多郁，身心兼顾

当今社会，老年人抑郁尤为多见，对老年人精神心理健康状况的调查显示，有40.94%的老年人有不同程度的抑郁症状。[①]对于老年多郁，历代医家亦有记载。我国现存最早的老年病专著北宋陈直的《养老奉亲书》指出，“眉寿之人，形气虽衰，心亦自壮”，但常常事不遂愿而“咨煎背执、等闲喜怒”。老年人多“等闲喜怒、性气不定，犹同小儿一般”，且“老人孤僻，易于伤感，才觉孤寂，便生郁闷”。[②③]《老老恒言》云：“老年肝血渐衰，未免性生急躁，旁人不及应，每至急躁益甚。”这说明年龄渐增，性情亦随之发生变化。

老年多郁病，根据病机可概括为“因虚致郁”“因病致郁”“因思致郁”三方面。

（一）因虚致郁。老年人藏府功能逐渐衰退，肾藏虚衰，肾气不足则不能温煦固摄；脾虚失健运则气化失权；肝脏虚衰则失疏泄不能藏血；肺藏虚衰损则宣降失司，主气、司呼吸、助心行血、通调水道之功能异常。

---

① 张慧清，陈志英．老年人生活自理能力与心理健康的相关性研究［J］．广西中医药大学学报，2013，16（3）：131.

② 李志更，冯岩．陈直《养老奉亲书》的学术思想与特色［J］．吉林中医药，2011，31（6）：596-598.

③ 陈直．养老奉亲书［M］．北京：人民卫生出版社，2007．3-7.

最终导致人体气机升降出入失常、气血阴阳功能紊乱，气、血、痰、瘀、火、湿各种病理变化导致气机郁滞。

（二）因病致郁。老年人常常合并高血压、糖尿病、冠心病、骨质疏松等慢性病症，长期的病痛折磨使得老年人运动、认知等行为能力下降，加之慢性疾病的消耗使藏府虚损更甚，气血不足，经络不通，郁滞内生。据调查，由于躯体疾病导致的继发性抑郁，在老年人中的比例高达50%。[①]

（三）因思致郁。由于生理、心理和社会等多方面的原因，如衰老、疾病、丧偶、子女不孝、经济窘迫、退休综合征等致使老年人具有多思多虑的行为心理特点，“思伤脾”，脾失健运，水谷不化，食滞而积；水湿不化，聚湿为痰，痰湿内阻，气机不畅；气为血帅，气滞血停，瘀血内生，从而出现食、湿、火、气、痰、瘀各种病变，六郁并见，而食积、痰湿、瘀血又进一步影响气机升降，加重郁滞。可见气机升降失调、内藏功能紊乱为老年郁证的核心病机，为本虚标实之证，脾肾两虚为本，气滞、血瘀、痰阻、食积为标。对于因虚致郁和因思致郁者，治疗以疏肝理气、调畅气机为先，辅以调补脾肾、祛瘀化痰。在临证中，善用越鞠丸加减。对于因病致郁者，以治疗基础病为主，辅以疏肝解郁安

---

① 陶琼英，马修强．上海市某养老机构老年人抑郁状况调查［J］．护理研究，2013，27（36）．

神之品，基础病解除则郁证自消。

三、老年多痰，兼顾化痰

痰是人体津液代谢障碍所形成的病理产物，同时也是致病因素。痰的产生，与肺、脾、肾三藏功能失调密切相关。老年人五藏虚损，脾肾尤重，而脾肾亏虚为痰浊凝聚的主要原因。年高之人脾肾渐衰，脾气虚弱，水谷精微运化失常，聚而生痰；肾阳不足，水湿上泛成痰；命门火衰，脾土失之温煦，水湿不化而生痰。由于痰浊凝聚、气机升降失司，又影响到水液运化、输布、吸收、排泄各个环节，如此恶性循环，导致病程缠绵难愈。

痰成之后，留于体内，随气升降，无处不到，正如丹溪所述“痰之为物，随气升降，无处不到”，又如沈金鳌谓之“上至癫顶，下至涌泉……周身内外皆到，五藏六府俱有”。在具体诊治过程中，要根据痰湿、痰热、风痰、痰瘀的不同，结合病证来遣方用药。

上蕴于肺，阻塞气道，壅遏肺气，则发为喘咳。此多为湿痰或热痰，治疗采用祛湿化痰或清热化痰法。治疗湿痰可采用二陈汤合三子养亲汤，加强温肺化痰、降气消食之功，常用于治疗顽固性咳嗽、慢性支气管炎、支气管哮喘等痰壅气逆症，效果明显。至于热痰，其含义有4种：痰水与热相搏之病证、火痰、痰热聚于心、

下篇

素有痰疾因外感而喘咯咳唾。

（一）痰水与热相搏所致的痰热证。《诸病源候论·痰饮病诸候》说："热痰者，谓饮水浆，结积所生也。言阴阳否隔，上焦生热，热气与痰水相搏，聚而不散，故令身体虚热，逆害饮食，头面噏噏而热，故云热痰也。"

（二）火痰。《杂病源流犀烛·痰饮源流》说："热痰，即火痰也。"症见烦热燥结，头面烘热，或眼烂喉闭，癫狂嘈杂，懊侬怔忡，痰色亦黄。治疗宜清热化痰，用清气化痰丸、清热导痰汤。

（三）痰热聚于心。《杂病源流犀烛·痰饮源流》说："在心曰热痰，其色赤，结如胶而坚，多烦热，心痛，口干唇燥，喜笑，脉必洪，宜用半黄丸。"

（四）素有痰疾因外感而喘咯咳唾。《泰定养生主论》说："热痰者，因食辛辣烧炙煎煿，重裀厚褥，及天时郁勃而然也。""此皆素抱痰疾者，因风、寒、气、热、味而喘咯咳唾，非别有此五种之痰。"治疗痰热多以《扶寿精方》之清热化痰汤（由半夏、枳实、醋香附、贝母、白茯苓、山楂肉、橘红、黄连、桔梗、苍术、甘草组成）化热痰、清郁气为基本，方随症加减。

老年人久病多瘀，通过多年的临床实践发现，冠心病、中风后遗症、血管性痴呆、高脂血症、高血压等心脑血管病常存在"痰瘀证"。如痰瘀痹阻心胸，则见胸闷、气短、胸痛、心悸；痰瘀阻闭经络，可致半身不遂、口眼歪斜、肢体麻木等。对于“痰瘀证”的治疗，较单纯痰浊证或瘀血证更难处理，因痰浊之邪性黏腻而胶固，瘀血亦胶着而凝滞，二者互结则更为顽固。[①]若单祛痰则瘀血不化，单化瘀则痰浊不去，需痰瘀同治。

从痰瘀立论，研制出院内制剂复方小陷胸合剂[②]，主要用于冠心病、糖尿病、高血压、代谢综合征等病的治疗。方中小陷胸汤清热涤痰，散结宽胸，配以丹参、桃仁、红花、川芎活血通经、祛瘀止痛，枳壳宽胸理气，佐以西洋参益气养阴，当归身养血化瘀，生地黄清热通脉，三者合用令气旺则血行，血行则痛除。诸药合用，共奏清热涤痰、益气活血、祛瘀止痛之效。

风痰证的治疗应得到重视，风盛则生痰，风痰蕴藏于藏府经络之间，一遇外界影响，外因诱内因而发病，一旦发病，或半身不遂，或语言不出，此类病证需化痰熄风、通络化瘀窍。清代名医喻嘉言的《医门法律》说：“驱风之中，兼填空窍，为第一义也。空窍一实，庶风出而不复入，其病已。古方中有候氏黑散，深得此意，仲景取为主方。”现代药理研究证实，菊花含挥

---

① 陈洪．化痰方干预治疗心绞痛56例［J］．陕西中医，2009，30（7）：826-827.

② 黄桂琼，陈洪，陈珊珊，等．小陷胸合剂治疗粤港地区痰热瘀阻型冠心病心绞痛的疗效评价［J］．内蒙古中医药，2014，33（10）：24-25.

下篇

发油、菊甙、腺嘌呤等，具有扩张血管、增加血压灌注量的作用。这些研究提示祛风药可改善脑缺血、减少应激反应及再灌注损伤的自由基反应。据此，以菊花为主药，配合桂枝、细辛、防风，组成“祛风通络散”用于风痰瘀阻之中风、痴呆、癫痫等病症。全方由菊花、桂枝、防风、细辛、太子参、白术、茯苓、干姜、当归、川芎、黄芩、桔梗、牡蛎等组成。方中重用菊花祛风，桂枝、细辛、当归、川芎等疏风通络，太子参、白术、茯苓、干姜等温中健脾化痰，黄芩、牡蛎等镇肝熄风，全方有祛风通络、镇肝熄风、健脾理气化痰之功。①②

◇ 善抓主证，顾护脾胃

老年病具有症状隐匿、病史缠绵、多病相兼、虚实夹杂的特点，在诊治时，应注重突出重点、善抓主证，只有这样才能准确了解病因、切中病机、对症下药。抓主证主要从以下几方面入手：

一、病史收集要全面、细心。老年病具症状隐匿的

---

① 陈洪，黄桂琼．祛风通络散治疗风痰瘀阻型急性脑梗塞的疗效观察及对血浆内皮素水平的影响［J］．辽宁中医药大学学报，2009（8）：149−150.

② 徐慧平，陈洪，黄桂琼，等．祛风通络散治疗急性脑梗死的疗效及其对血液流变学的影响［J］．中国保健营养（中旬刊），2012（z1）：55−57.

特点，且老年人反应迟钝，对病症的描述不一，常缺乏典型的症状和体征，加之病程长，缠绵迁延。因此，对老年患者要多加观察，四诊采集细致入微。

二、病有缓急之分，治从标本而论。老年人身体虚衰，一旦患病，病情错综复杂，但不外乎分为急、缓两类，治疗亦当以“急则治其标，缓则治其本”的原则。老年人患急性疾病时，常因多病相兼，互为因果，连锁反应，易发突变，险象迭生，故治疗以救急为主。如老年常见便秘，多患有高血压、冠心病、糖尿病等基础病，刻下见粪块积聚、腹胀腹痛。依据“急则治其标”原则，当下必须及时通便。面对此种情况，多专以通便导滞为治，待便通后再图他治。

三、抓住主证，兼顾兼证。在辨证的前提下，做到主次分明，处方用药强调君臣佐使，主从有序，用药配伍，力求严谨，相互协调。另外，老年病病情复杂，往往虚实夹杂，寒热兼见，主证与兼证不断变化，因此，在治疗时要不断调整，在动态中辨识主证。

脾胃为后天之本，气血生化之源，有胃气则生，无胃气则死。治疗老年病时，应强调顾护脾胃，重视以后天养先天。强调注意结合老年人的特点，“药宜平和”“用量要小”“多用补药，少用泻药”“多用丸散，少用汤剂”，主张采用食疗、药疗、理疗等综合措施缓缓取效。

在各种治法中，以补法为长，但仅是气虚补气、血虚补血、阴虚滋阴、阳虚温阳等一般法则是远远不够的。要真正运用好补法也非易事，若运用不得当，反将阻碍“经络气机”，辨不准“阴阳虚实”，还有可能出现相反的后果。因此，在临床实践中慢慢总结出平补、调补、清补、温补、峻补、食补6种补益方法。

平补法，即用平和的方药，不寒不热，不攻不泻，不湿不燥。有医者认为，此类药乃普通药而不予以重视，实际这正是因人制宜的体现，旨在平淡中求奇效。调补法，主要为吸收、运化功能衰减之老年者，以及不受峻补者而设。此法以“补”为主，辅以“调”法，但忌“蛮补”。如我曾医治一名80岁高龄男性患者，病人素常多病，来诊时称腹胀、纳呆，长期以来每餐不及一两，午后心下痞硬，嗳气不止，大便稀薄，诊断为慢性浅表性胃炎。曾服西药，药后腹胀稍舒，不多时则胀满又起，逐日加重。诊之脉濡无力，右关沉取欲无，左关稍弦，舌苔白而润，辨证属肝脾不和，脾胃升降失调，脾虚尤为主要矛盾。因患者进食一两亦作胀，故药量亦不宜大，以香砂养胃丸调治。1周后复诊，嗳气减，矢气多，胀满轻，胃胀的时间亦缩短，脉沉取较有力，舌苔少，纳食由每餐一两增至二两，续服，症状基本痊愈，胃纳正常。

◇ 老年高血压

高血压病在我国老年人群中患病率较高，是老年人致死和致残的主要原因之一。老年高血压患者有其特有的生理病理特点，同时其临床表现也有一定特殊性。老年高血压往往病程较长，控制不良。其病机由初期的肝火旺盛之实证逐渐演变为阴虚阳亢之本虚标实证。本虚体现在气血阴阳的亏虚，络脉失养，顺应性降低；标实体现在痰浊、瘀血等病理因素。肝阳失潜，上扰头目，致头痛、眩晕，此为肝脏自身的阴阳失调所致；高龄年老之人，下元亏耗，肾阴虚损，因虚而阳亢，出现眩晕、耳鸣、耳聋、腰酸等症状。老年高血压病的基本病机是肝肾不足、肝阳上亢、心神不宁、痰瘀阻络，因此治疗当以滋水涵木、平肝潜阳、化痰通络为法，常用左归饮、大补阴丸、杞菊地黄丸配合补阳，还五汤随症加减治疗。若脾虚痰湿者，加半夏、白术；阳亢明显者，可加珍珠母、生磁石；肝火盛者，可加夏枯草、菊花。灵活运用，临床效果显著。

另外，根据中西医结合的理论，如下药物也是常用对药：

一、茺蔚子配夏枯草。茺蔚子辛甘微寒，行中有朴，既升又降，能扩张血管，活血顺气，凉肝降压；夏枯草苦寒泄热，辛寒散结，平肝解郁，畅行气机之运行，故能清肝热而降压。二药合用，一活血，一下降，有移盈补亏之效，主治高血压引起的头重脚轻、头昏目眩、耳鸣、失眠、记忆力下降等证。

二、槐花配黄芩。槐花苦，微寒，凉血止血，清热降压；黄芩苦寒，清热燥湿，泻火解毒，清热降压，止血，安胎。槐花以凉血降压为主，黄芩以泻火降压为要。二药合用，苦寒泄热，凉血降压的力量增强。主治高血压引起的头胀头痛、头晕目眩、面红耳赤、口苦咽干、大便干燥、小便黄赤等。同时需要强调的是，二者为苦寒之药，不宜久服，要中病即止。

三、钩藤配桑寄生。钩藤微寒，质轻气薄，轻清走上，清热平肝，熄风定惊。药理研究提示，钩藤碱能抑制血管运动中枢，扩张周围血管，使血压下降和心率减慢，煎煮超过20分钟以上，降压效果减弱，不宜久煎；桑寄生得桑之余气而生，质厚而柔，不寒不热，补肝肾、强筋骨，祛风湿、舒经筋，养血安胎。据药理研究表明，桑寄生所含萹蓄苷有利尿、降压作用，其冲剂有舒张冠状血管作用，以治疗冠心病心绞痛。二药伍用，相得益彰，共奏补肾通络、平肝降压之功。

四、决明子配夏枯草。决明子清肝胆郁热，润肠通便；夏枯草清泄肝火，解郁散结。二药伍用，清肝明目之力益彰。主治高血压肝肾不足引起的头痛、眩晕、目眩症，同时亦可用于高脂血症，伍以何首乌（15g），生山楂（50g），其效更著。

五、牡蛎配夏枯草。牡蛎咸寒，重镇安神，平肝潜阳；夏枯草苦寒泄热，辛寒散结。牡蛎以养阴镇潜为主，夏枯草以清肝火、散郁热为要。二药伍用，一镇静，一散郁，相辅相成，共奏镇阳熄风、清利上窍之效。主治高血压病证属虚风上扰者，或肝郁化火，虚风上扰，而症见头晕、口苦心烦、失眠多梦、耳鸣眼花等。

降压之对药，尚有紫石英、紫贝齿，龙齿、紫贝齿，石决明、紫石英，石决明、磁石，紫石英、磁石，紫石英、铁落，珍珠母、磁朱丸等，均为重镇降压之品，适用于头部血管过于充盈诸症，待病势稍稳，仍以柔肝为主，且不可一味重镇。

医案拮萃

◇ 案例一

姓名	张某	性别	女	年龄	62岁
病例记录	确诊高血压3年余，平素规律服用降压药物控制，血压控制尚理想，但反复头晕、乏力、口干、视蒙，时有大便秘结之状。有慢阻肺病史，平素偶有咳嗽，咯白痰。				
2017年7月28日一诊	查舌红，苔白，脉弦细，考虑气阴两虚夹痰湿，为本虚标实之证。拟方：太子参15g，白术15g，茯苓30g，山药15g，炙甘草10g，麦冬15g，蜜紫菀15g，苦杏仁15g，瓜蒌子15g，桑椹15g，决明子15g，酒苁蓉20g，沙苑子15g。6剂。水煎服，每日1剂。				

（续上表）

2017年8月11日二诊	患者头晕、乏力、口干、视蒙之状减轻，大便较之前通畅，仍有咳嗽，咯白痰。舌红，苔白稍腻，脉弦细。加强健脾化痰，取“培土生金”之意，调整为：党参20g，白术15g，茯苓30g，化橘红15g，法半夏10g，山药15g，炙甘草10g，蜜紫菀15g，苦杏仁15g，瓜蒌子15g，桑椹15g，茺蔚子5g，决明子15g，酒苁蓉20g，沙苑子15g，仙鹤草15g。7剂。水煎服，每日1剂。
2017年11月26日三诊	患者诉服用上两次中药后症状基本缓解。本次就诊请求膏方调治。查舌红，苔薄，脉弦细。结合病史，为脾肾两亏，气阴不足之证，拟方：太子参15g，白术15g，茯苓30g，山药15g，炙甘草10g，麦冬15g，蜜紫菀15g，苦杏仁15g，桑椹15g，酒苁蓉20g，沙苑子15g，茺蔚子5g，决明子10g，泽泻10g，熟地黄15g，制陈皮6g，红曲6g，芡实20g，牡丹皮10g，仙鹤草15g，仙茅15g，阿胶10g，麦冬20g，百合20g。15剂。制成膏方，每日早晚服一勺。

◇ 案例二

姓名	苏某	性别	女	年龄	75岁
病例记录	高血压病史10余年，长期服用降压药物治疗，近期血压波动较大，以下午升高明显。一到下午便出现头晕、颜面烘热、口干之状，胃纳一般，大便稍干。				
2016年10月20日一诊	查舌暗红，苔少，脉弦涩，舌下脉络迂曲。考虑肝肾亏虚夹瘀，治疗当滋补肝肾，活血通脉。拟方：熟地黄20g，酒萸肉15g，山药15g，茯苓30g，丹参15g，桑寄生20g，牛膝15g，红景天6g，酒黄精15g，盐菟丝子15g，盐女贞子15g，首乌藤30g，鸡血藤30g，益智15g。5剂。水煎服，每日1剂。				

（续上表）

2016年11月24日二诊	患者服药后头晕、颜面烘热感、口干症状好转，未再坚持就诊。近日再次出现上述症状，伴夜寐汗出，夜尿增多。拟方：熟地黄20g，酒萸肉15g，山药15g，茯苓30g，丹参15g，桑寄生20g，牛膝15g，红芪10g，浮小麦30g，盐菟丝子15g，盐女贞子15g，首乌藤30g，益智15g，海螵蛸15g。10剂。水煎服，每日1剂。
2016年12月29日三诊	患者因外感后咳嗽再来就诊，未再诉有头晕、颜面烘热感、口干、盗汗等症状。

◇ 胸痹

中医“胸痹”多见于冠心病心绞痛患者，中老年人是高发人群，其机体功能状态均有不同程度的衰减，即正气内虚。心气虚是冠心病发病的始动因素，并贯穿于冠心病发生、发展的全过程。冠心病心绞痛的临床特点为胸骨后或心前区固定作痛，兼以舌质紫暗，舌底脉络迂曲，为血瘀的表现。瘀血阻滞，心脉不通，不通则痛。《灵枢·经脉》有“手少阴气绝则脉不通，脉不通则血不流”之说，说明心气不足，运血无力，血滞心脉而发胸痹。《素问·脉要精微论》有“夫脉者，血之府也……细则气少，涩则心痛”等语，可见气虚血瘀是胸痹心痛发病的主要病机之一。气虚为本，血瘀为标，发病过程中多虚实相间，互相兼杂。

基于上述分析，常以温阳益气、化瘀通脉治疗胸痹，常以补阳还五汤为基本方，并随症加减。如经常胸痛者加制乳香9g，炒五灵脂9g；剧痛加川乌9g，蒲黄15g，檀香3g，降香9g；气虚甚者加人参或红参3～6g，黄芪加大用量至40～60g；阳虚、唇紫舌暗、肢冷恶寒者加附子9g，肉桂1.5g（或川乌9g，桂枝9g）；阴虚者加生地9g，麦冬9g，玄参9g，五味子9g；痰湿者加半夏9g，茯苓9g，或合用小陷胸汤。

现代研究已经证实，冠状动脉的血流灌注不足是导致心肌缺血缺氧的主要原因，因此增加冠状动脉的灌注、改善心肌供血是治疗此病的主要目的。目前，冠心病的治疗除药物保守治疗外，冠状动脉旁路移植术和冠状动脉介入治疗亦是较好的治疗方法，并且这两种治疗方法已经比较成熟，能够缓解部分患者的病情。但对于冠脉远端细小血管的弥漫性病变和已经多次行冠状动脉手术的患者，则难以实施上述血管重建治疗，这也是临床中常遇到的问题，因此积极寻找新的治疗心肌缺血的方法具有重要意义。结合目前促进心肌缺血区域侧支循环建立和动脉血管新生的研究热点，研究发现补阳还五汤对心梗后心肌微血管新生具有影响。研究实验中，应用冠状动脉结扎造成大鼠急性心肌梗死模型，对补阳还五汤促进梗死边缘区心肌微血管新生和VEGF-C表达进行了探讨。结果显示，补阳还五汤能促进梗死边缘区心肌组织微小血管的生长和VEGF-C的表达，且随着剂量的增加，这种作用更为显著。这提示我们在临床实践中，对于心肌梗死后患者可应用大剂量益气活血药物以促进非梗死区微血管新生。[①]并在此基础上进行了临床观察，将72例符合气虚血瘀症的心肌梗死恢复期患者用随机数字表法分为治疗组和对照组，两组均予西医常规处理，治疗组加用补阳还五汤，于治疗前，治疗第4周、第8周和第12周测定血浆血管内皮细胞生长因子（VEGF）、碱性成纤维细胞生长因子（bFGF）、内皮抑素（ES）的水平。结果显示，治疗组和对照组治疗后VEGF、bFGF均明显升高，但治疗组较对照组升高更为明显；两组在治疗后ANG-Ⅱ水平下降，但治疗组较对

---

① 张慧清，陈志英．老年人生活自理能力与心理健康的相关性研究［J］．广西中医药大学学报，2013，16（3）：131.

照组下降更为明显。由此可得出结论，补阳还五汤具有明显促心肌梗死后微血管新生的作用。[①]

心血管疾病与心理疾病共病有其中医理论基础。中医认为“心”的生理功能为“心主血脉”和“心主神明”，所以胸痹患者不仅表现为气血运行的病理变化，又有精神、神志方面的异常表现，如抑郁、焦虑、失眠等。“心主血脉”和“心主神明”生理功能正常，才能神志清晰、思维敏捷。心若出现病变，则“君主之心”和“神明之心”相互影响，从而出现“双心”异常。具体来说，即“因郁致病”和“因病致郁”。老年人性情孤僻，易生邪怒，肝郁气滞，或忧思伤脾，脾虚气结，气结则津液不得输布，聚而为痰。无论是气机阻滞或痰独内阻，均可使气血运行不畅，出现气滞、痰浊、瘀血等病理因素，痹阻心脉，发为胸痹。此为“因郁致病”，即“神明之心”影响“君主之心”。血液是神志活动的物质基础，故《素问·八正神明论》曰：“血气者，人之神。”《灵枢·营卫生会》曰：“血者，神气也。”因此，心主血脉的功能异常，亦必然出现神志的改变。研究发现：冠状动脉旁路移植术、急性冠状动脉综合征、慢性充血性心力衰竭、心肌梗死、不稳定型心绞痛等心血管疾病患者，40%以上同时患有焦虑抑郁。

---

① 李志更，冯岩．陈直《养老奉亲书》的学术思想与特色[J]．吉林中医药，2011，31（6）：596-598.

此为“因病致郁”，即“君主之心”影响“神明之心”。可见，此二者互为因果，互相影响，导致病情恶化。

因此，在胸痹的治疗中，宜重视神明之心的调治，即“双心同调”，根据双心同调理论运用“活血法”治“君主之心”，“安神法”治“神明之心”，达到“双心”和谐，再辅以健康教育，使其情绪稳定。益气活血治法在上文中已经论述，此处不再重复，而安神法，常根据患者具体情况在处方时加用养心补心安神之对药，如茯苓配茯神、茯神配麦冬、酸枣仁配柏子仁、何首乌配刺蒺藜、牡蛎配五味子，或加用清心安神之对药，如酸枣仁配栀子、肉桂配黄连、黄连配阿胶、女贞子配旱莲草、丹参配黄连。

医案拮萃

◇ 案例一

姓名	练某	性别	男	年龄	75岁
病例记录	因“胸闷痛1周”诊断为急性冠脉综合征，冠脉造影提示左主干狭窄约90%，建议支架置入治疗，患者拒绝。				
2017年3月23日一诊	患者胸闷痛时有发作，口黏腻，舌暗，苔黄稍腻，脉弦紧，舌下脉络迂曲。考虑胸痹—痰瘀互阻。拟方：白术15g，法半夏15g，桃仁15g，红花5g，当归15g，川芎15g，赤芍15g，桔梗15g，枳壳15g，茯苓30g，红景天6g，酒黄精15g。7剂。水煎服，每日1剂。				

（续上表）

2017年 3月30日 二诊	患者胸痛减轻，仍觉胸闷不舒，加郁金15g，宽胸解郁。7剂。
2017年 4月6日 三诊	患者诸症继续减轻，续服7剂。
2017年 4月13日 四诊	患者胸闷痛减轻，发作次数减少，伴少许腰酸，舌暗，苔少，脉弦，加炙甘草10g，酒萸肉15g，桂枝5g。7剂。
2017年 4月20日 五诊	患者胸闷痛再减，腰酸减轻，上方随症加减调治，随诊至今，胸闷痛无再发。

◇ 案例二

姓名	叶某	性别	男	年龄	81岁
病例记录	因“反复心悸10年余，再发2小时”步行入院治疗，曾诊断为“预激综合征并室上性心动过速”，给予可达龙（盐酸胺碘酮片）治疗，转为窦性心率。后心悸仍反复发作，在广东省人民医院行射频消融术。术后仍反复发作性心悸，多次心电图检查提示“快速型心房纤颤”。				
2011年12月3日一诊	患者入院见心悸气短，少气懒言，面色晦暗，舌体偏胖，舌暗淡，苔白，脉促。考虑为阴血不足，阳气虚弱兼水饮内停，治疗当以益气养血、通阳复脉、温阳化饮为法，选用炙甘草汤合苓桂术甘汤加味，方药拟如下：炙甘草20g，西洋参10g，生姜10g，桂枝10g，麦冬15g，麻仁10g，生地黄15g，大枣10枚，阿胶10g，川芎10g，赤芍10g，桃仁10g，红花5g，茯苓15g，白术10g。7剂后，患者心悸、气短症状减轻。				

（续上表）

2011年12月10日二诊	患者复查心电图仍为心房纤颤，心室率控制在75～80次/分。考虑患者水饮已去大半，治疗以益气活血、通阳、复脉止悸为法，调整为炙甘草汤合桂枝甘草龙骨牡蛎汤加味，方药拟如下：炙甘草20g，西洋参10g，生姜10g，桂枝10g，麦冬15g，麻仁10g，生地黄25g，大枣10枚，阿胶10g，川芎10g，赤芍10g，桃仁10g，红花5g，龙骨30g，牡蛎30g。续服15剂。心悸、气短、乏力症状缓解。
后续	随后患者每隔1月依上方服7剂，随诊7年未再发作。

◇ 老年失眠

失眠是临床常见病种，睡眠时间、深度不足，不足以解除疲劳，可使患者心烦意躁、头目昏沉、记忆下降，昼不精，夜不瞑。有调查显示，60岁以上的老年人中，失眠的发病率超过40%。因此，在对老年病的研究中，不可忽视失眠对老年人生理和心理造成的影响。

失眠病机复杂，虚虚实实，病位深浅，总不离阴阳辨证之大纲。张仲景《伤寒杂病论》云，治疗失眠主要从“表里阴阳，虚实寒热，藏府、经络病位，病势深浅”辨证，以“补其不足，损其有余，平调阴阳”为大纲。

《伤寒六经求真》曰：“根据发生病理反应的不同部位，分阴病、阳病，各为三个不同过程。”即病理反应在体表部位，则在阳为太阳，在阴为少阴；病理反应在气机，则半表半里之阳为少阳，半表半里之阴为厥阴；病理反应在胃肠部位，则在阳为阳明，在阴为太阴。

表病不得眠主要是太阳病失眠，主因正邪交争于体表，营卫失交，故失眠。《灵枢·大惑论》云：“卫气不得入于阴，常留于阳则阳气满，阳气满则阳跷盛，不得入于阴则阴气虚，故不目瞑矣。”此病证之治疗，可遵从古方，如《伤寒源流》云：“宜外用辛温散表，内佐苦温散结，桂枝加厚朴杏子汤。”男子失精，女子梦交，桂枝加龙骨牡蛎汤。又如《医学探源》云：“心肾不交，神浮梦遗者，主之。桂枝汤内症得之能补虚，调阴阳……以神浮梦遗为神、精间病，非此不足以敛其浮越也。”

半表半里之间，阴阳交接处，是气机升降之通路。肾水中封藏的阳热之气上升，与水化合，发荣生长为木气，木实生火，相火上升，化为心火，少阳相火自头走足，封藏于腰肾。若相火不潜，热扰胸膈，胸中有热，则心神被扰，心烦不得眠，予小柴胡和解，酌加黄芩、栀子清烦热。伤寒八九日，下之，心阳受挫，胸满烦惊，小便不利，谵语，一身尽重不可转侧者，予柴胡加龙骨牡蛎汤主之。《素问·太阴阳明论》云："贼风虚邪者，阳受之……阳受之则入六府……入六府则身热不时卧，上为喘呼。"有发汗吐下后，邪热客于胸中，虚烦不得眠，反复颠倒，心中懊憹者，予栀子豉汤。《医学探源》云："栀子色赤像心，味苦属火，性寒导火热以下行，豆豉像肾，制造为豉，其质轻浮，引水液以上升。上下交，则阴阳和，水火济，而烦热，懊恼俱解矣。"故以栀子豉汤治之，可达清热解郁除烦之效。又有《伤寒论》云："太阳病，发汗后，大汗出，胃中干，烦躁不得眠，欲得饮水者，少少与饮之，令胃气和则欲。"热邪扰胃，胃津亏耗，故虚烦不得眠，胃气失降或胃中酸腐之气上扰心胸，或大肠府气不降，肺气失宣，喘冒不得卧，予竹叶石膏汤。《汉方对疑难症之治疗》曰："病后虚烦不眠，用竹叶石膏汤。"因暑热伤肺，肺气失宣，肺魄不摄，故以竹叶石膏汤治之，可达消暑生津、保肺定喘之效。

《灵枢·邪客》曰："今厥气客于五藏六府，则阳气独卫其外，行于阳不得入于阴，行于阳则阳气盛，阳气盛则阳蹻满，不得入于阴，阴虚故目不瞑……补其不足，泻其有余，调其虚实……阴阳已通，其卧立至。”

对于虚劳虚烦不得眠之症，《医学探源》曰：“神不清明，则虚烦不眠。不眠由于虚烦，必有燥火、痰气之扰，故更佐清火消痰之品，使神清心静。”有火逆汗出，惊狂，卧起不安，予桂枝去芍药，加蜀漆牡蛎龙骨救逆汤；有下后复汗，阳衰阴胜，昼日烦躁不得眠，夜而安静，无表证，身无大热，予干姜附子汤顿服，回阳固阴；有发汗及吐下后，虚烦不得眠，反复颠倒，心中懊恼，予栀子豉汤；有下后心烦腹满，热于气结，壅于胸腹之间，满不得坐，烦不得眠卧，予栀子厚朴汤。又有《金匮要略》云：“百合病者，百脉一宗……欲卧不能卧。”此心肺阴虚内热，百脉受累，心神不宁，予百合地黄汤，以滋水涵木、清心安神；少阴病下利六七日，水热内结，咳而呕渴，上焦虚燥热，心烦不得眠，予猪苓汤，以育阴利水、清热除烦；虚劳虚烦不得眠，肝魂不守舍，予酸枣仁汤，以清热除烦、养血安神。

对于实证痛症不得眠病之虚实皆可致失眠，言其实证，乃因本虚标实，或为有形之痰、水、瘀血，或为无形之寒气，阻碍阴阳交接循环之通路而失眠。咳逆上气，肺气壅闭，时时吐浊，但坐不得眠，予利气破壅之皂荚丸。肺痈，喘不得卧，缘土虚湿旺，肺无降路，予葶苈大枣泻肺汤。葶苈子降肺逐痰，大枣补脾益气，肺金右降通路顺畅，则痰喘去，而呼吸之气纳归，睡眠得安。脉阳微阴弦，胸痹不得卧，心痛彻背者，予瓜蒌薤白半夏汤，涤瘀清烦，破壅而降逆也。妇人产后气滞血瘀，气机痹阻腹部，腹痛烦满不得卧，予行气和血之枳实芍药散。

治疗老年失眠的用药经验如下：

一、老年不寐以阴血不足者多见，亦有虚中挟实之证，滋阴需选用养阴不助湿之品，如女贞子、旱莲草、龟板、生地、玄参等。

二、失眠治疗方中，滋阴之品较多，用药需顾护脾胃，可酌加益气健脾之剂；脾胃虚弱、纳食欠佳、大便不实者，不宜长期服用。

三、失眠重者，可酌情加生龙骨、生牡蛎、琥珀、紫石英、紫贝齿以重镇安神；心悸怔忡甚者，可酌情加灵芝、夜交藤等补阴养血安神之品。

医案拮萃

◇ 案例一

姓名	陈某	性别	女	年龄	66岁
病例记录	难以入寐半年余，伴多梦，易怒，心慌胸闷，易汗出，夜间尤甚，夜尿2次/分或3次/分，大便尚可，胃纳一般。				
2017年3月24日一诊	患者舌淡，苔薄，脉弦细涩。考虑肝肾始亏，气机郁滞，气阴不足，治疗以调畅气机、养阴安神为法。拟方：醋柴胡12g，白芍20g，川芎10g，醋香附10g，甘草5g，天冬20g，麦冬20g，盐女贞子15g，墨旱莲15g，赤芍10g，忍冬藤20g，太子参15g，五味子5g，仙茅15g，仙鹤草15g，磁石30g（先煎）。6剂。水煎服，每日1剂。				

（续上表）

2017年3月31日二诊	患者睡眠改善，多梦、易怒、心慌胸闷、易汗出等症减轻，舌淡，苔薄，脉弦细，诉少许腰酸痛。上方加巴戟天10g，赤芍改熟地黄10g。续服6剂。
2017年4月7日三诊	患者睡眠较好，多梦、易怒、心慌胸闷、易汗出、腰酸痛等症去大半，舌淡，苔薄，脉弦细。续服二诊方10剂。

◇ 案例二

姓名	黄某	性别	男	年龄	70岁
病例记录	半月前受凉后出现怕风、畏寒、鼻塞、流涕等症，自服感冒药后鼻塞、流涕症状缓解，但逐渐出现夜寐不安，伴汗出；皮肤瘙痒，夜间尤甚之症，无皮疹，无关节肿痛。				

（续上表）

2017年 1月5日 一诊	患者舌淡，苔薄，脉浮缓。考虑为营卫不和，血虚风燥。拟方：桂枝10g，白芍15g，炙甘草15g，法半夏10g，乌梅10g，防风10g，白术15g，醋五味子5g，蒺藜15g，土茯苓20g，百合15g，天麻8g，首乌藤20g，蛇床子15g。5剂。诸症缓解。

◇ 老年便秘

便秘是老年人常见的一种消化道症状，临床以大便干结、排便无力，或排便周期延长，或便而不畅为特征。对社区人群进行的流行病学研究显示，我国成人慢性便秘患病率为4%～6%，且随着年龄的增长，患病率逐渐增加，60岁以上人群慢性便秘患病率可高达22%，女性患者发病率高于男性患者。相对于年轻人而言，便秘对老年人的危害更大，可诱发心绞痛、心肌梗死、脑出血、猝死、疝气、痔疮出血、肛裂、脱肛，甚至痴呆、直肠癌等。

老年便秘以虚秘居多，或由于年老体弱，久病，素体虚弱，或由于饮食劳倦、过食生冷、感受寒湿日久，导致肺、脾、肾等藏府虚弱，藏府功能减弱，（阳）气虚肠道传送无力，（阴）血虚肠道失于濡润，形成老年虚性便秘。而且此类患者多长期使用泻药，干扰正常条件反射，形成药物依赖，使气血津液更加受损。同时，长期慢性便秘会产生焦虑、抑郁等不良情绪，导致气血瘀滞。此外，老年患者患有多种疾病，或水肿，或尿频，害怕饮水，或使用多种药物，导致大肠燥热，从而形成虚实夹杂之证，使得病情缠绵难愈。因此，便秘的发生虽然病因多端，但其发病的关键在于大肠传导功能失调。导致大肠传导功能失调的原因既有气虚、阴虚、血虚、阳虚之不同，又有肠道燥热、气机郁滞、阴寒积滞、瘀血停积之不同。病变藏府既有在肺，也有在脾，更有在肝、肾之不同。因此，针对这一病机特点，治疗老年人便秘必须扶正祛邪，补虚泻实。

临床实践表明，益气滋阴、行气通便为治疗老年人便秘的基本原则。诊治时，以济川煎方为基础，配合健脾、升降、温润药物的使用，加减变化，拟定增液济川煎加味治疗老年功能性便秘，药物性便秘，内分泌及代谢性疾病、神经病变所致的便秘，此法临床效果颇佳。济川煎方出自《景岳全书·卷五》，书中载："凡病涉虚损而大便闭结不通，则硝、黄等剂必不可用，若势有不得不通者，宜此主之，此用通于补之剂也。最妙，最妙。"原方由当归、牛膝、肉苁蓉、泽泻、升麻、枳壳组成，具温肾益精、润肠通便之功，主治肾阳虚弱、精津不足之大便秘结证。而处方增液济川煎加味，则由肉苁蓉20～30g，白术25～30g，生地黄20g，玄参15g，麦冬15g，当归15g，牛膝15g，泽泻12g，升麻15g，枳壳12g，厚朴12g组成。热秘加火麻仁15g；气秘加木香15g，沉香12g；气虚加黄芪20g；血虚加党参、熟地黄各15～20g；阳虚加肉桂9g。重用肉苁蓉加强温通之力；合用大量生白术，运脾健脾，对于临床没有便意的患者效果明显。

在便秘的治疗中，有以下几点需要特别注意：

一、升降并用，调理枢机。慢性功能性便秘排便无力，多属气机不畅，枢机不利，可配以枳实、槟榔、厚朴等，理气宽肠，调理枢机，使气机通畅，大便易解。

二、使以风剂，润肠通便。羌胡、防风、秦艽、威灵仙等祛风湿药为“风中之润剂”，有助于润肠通便。

三、提壶揭盖，宣肺通下。肺与大肠相表里，大肠转化糟粕有赖于肺气推动。欲通下窍，必开上窍，可用杏仁、桔梗、紫菀等通肺气，以开上窍，取“提壶揭盖”之意。

四、润下为主，缓下为宜，慎用攻下。《景岳全书·秘结》曰：“凡属老人……多有病为燥结者……皆须详察虚实，不可轻用芒硝、大黄、巴豆……今日暂得通快，而重虚甚虚，以致根本日竭，则明日之结必将更甚，愈无可用药矣。”因此，老年便秘患者，切不可轻易使用或大量使用泻下药，以润下为主，缓下为宜，慎用攻下。

医案拮萃

◇ 案例一

姓名	蒋某	性别	男	年龄	60岁
病例记录	大便不畅，伴口干、口苦、胁肋胀满3月余，伴头胀、咽部堵塞感。适逢从工作岗位离退，情志不舒。				
2017年9月28日一诊	查舌淡暗，苔黄稍腻，脉弦紧。考虑气滞湿阻。拟方：柴胡10g，白芍30g，枳壳15g，甘草5g，厚朴15g，玄参30g，牡丹皮15g，桃仁15g，决明子20g，麦冬15g，延胡索10g，茯苓30g，桔梗15g。10剂。水煎服，每日1剂。				

（续上表）

2017年10月9日二诊	患者诸症减轻，查舌淡暗，苔黄，脉弦。效不更方，续服上方15剂。
2017年10月28日三诊	患者诸症已缓解八九成，唯小便欠通畅，予延胡索改灵芝粉固肾利尿安神。续服5剂。

医本探源

◇ 案例二

姓名	覃某	性别	女	年龄	71岁
病例记录	反复大便干结不通1年余，伴口干、咽干、多梦，曾反复应用番泻叶、乳果糖、麻子仁丸等治疗，有高血压、糖尿病病史。				

（续上表）

2017年10月26日一诊	查舌红苔少，舌中间有裂纹，脉弦细涩。辨证为阴虚燥热。拟方：天冬15g，麦冬15g，生地黄20g，灵芝粉3g，白芍30g，茯苓30g，合欢皮15g，首乌藤30g，百合15g，酒萸肉15g，柏子仁15g，决明子20g，玄参20g。5剂。
2017年12月16日二诊	患者一诊服药5剂后，大便情况好转，未再坚持随诊。本次因3天前受凉后再次出现大便秘结之症，伴恶风、肢节酸楚乏力，查舌红苔少，舌中间有裂纹，脉浮缓。考虑外感表虚不固，气阴两伤。拟方：桂枝10g，白芍15g，炙甘草10g，熟地黄15g，山药15g，茯苓20g，首乌藤20g，柏子仁20g，决明子15g，玄参20g，酒黄精20g，酒苁蓉15g。5剂。

◇ 老年慢性心力衰竭

老年人慢性心力衰竭（以下简称“慢性心衰”）是指原发性心肌病变和心室因长期压力或容量负荷过重，使心肌收缩力减弱，不能维持心排出量，并由此产生一系列症状和体征，又称“慢性充血性心力衰竭”，是大多数心血管疾病的最终转归。慢性心衰属中医惊悸、怔忡、喘证、痰饮、水肿等范畴。慢性心衰目前被认为是心血管疾病的最后战场，其基本病机是本虚标实、虚实夹杂，本虚是指心、肾气（阳）虚，标实为瘀血、痰饮。临床经验表明，气虚、血瘀、痰饮在心衰早期即出现，并且贯穿心衰的始终。在心衰发生发展的过程中，气虚、血瘀、痰饮三者相互影响，痰饮可使慢性心衰的虚、瘀、水进一步加重。这三者又为痰饮的生成创造了条件，痰饮内伏影响慢性心衰的病情恢复，并可加剧其病理演变，所以在心衰过程中若能及早从痰饮论治，同时兼顾其他，如益气（阳）、活血、利水，温阳、痰瘀同治，阻断生痰之源，势必可以延缓病情，起到扶正祛邪、标本兼治、相得益彰的作用。因此，对慢性心衰的治疗须兼顾补气、活血、健脾。①

一、早期。慢性心衰早期以心气虚为主，血瘀为标。心气亏虚，无力帅血，血液运行迟缓，易致血瘀。NYHA心功能分级为I级～Ⅱ级，A、B期。病位主要在心、肺。早期治疗以益气温阳为本，活血通脉为标，予补阳还五汤和桂枝甘草汤加减。

二、中期。慢性心衰中期由气虚进展而来，气虚

---

① 王鹏程，陈洪．生脉丹参饮治疗冠心病舒张性心力衰竭疗效观察［J］．辽宁中医杂志，2010，37（S1）：81-83.

进一步发展可累及阳气，导致心阳气虚，阳虚无以化气，不能帅血循行及蒸化水液，导致瘀水互结。处于此阶段的心衰患者，本虚标实并存。NYHA心功能分级由Ⅰ级～Ⅱ级进展到Ⅱ级～Ⅲ级，病位主要在心、肺、脾。治疗以益气温阳、化瘀通脉为主，予补阳还五汤合苓桂术甘汤加减。

三、晚期。慢性心衰晚期多为阳虚水泛证，心衰进一步发展至重度心衰，NYHA心功能分级为Ⅳ级，终末期心衰多属此证，病变藏府波及心、脾、肾、肺，形成数脏同病之势，气、血、水交互为患，治疗以益气温阳利水、化瘀通脉为主，予黄芪真武汤合桃红四物汤加减，其中黄芪用量为50～60g。

医案拮萃

医本探源

◇ 案例一

姓名	何某	性别	女	年龄	71岁
病例记录	有高血压、冠心病病史多年，近1年反复出现活动后胸闷、气促之状，夜间常觉难以平卧，偶有双踝部浮肿，服用螺内酯、地高辛、单硝酸异山梨酯、缬沙坦分散片治疗，症状缓解不明显。				
2016年9月14日一诊	查舌淡暗，舌面水滑，脉沉，舌下脉络迂曲，考虑为气虚血瘀，水饮内停之证。拟方：黄芪30g，赤芍10g，川芎10g，地龙10g，桃仁5g，红花5g，桂枝10g，白术10g，茯苓30g，炙甘草10g，红景天10g，太子参15g，麦冬15g，五味子5g，车前草15g，墨旱莲15g。7剂。				

（续上表）

2016年11月1日二诊	患者诉服用上述中药后症状减轻，遂坚持随诊。近5天胸闷、气促，夜间难以平卧之感再发加重，伴双踝部浮肿，腰膝乏力。查舌象、脉象如前。拟方：黑顺片（先煎）10g，黄芪30g，赤芍10g，川芎10g，地龙10g，桃仁5g，红花5g，桂枝10g，白术10g，茯苓30g，猪苓10g，炙甘草10g，红景天10g，菟丝子15g，车前草15g，墨旱莲15g。7剂。
2016年11月10日三诊	患者诸症减轻。续服上方5剂。
2016年12月19日四诊	患者胸闷、气促、不能平卧之症基本缓解，双下肢无浮肿，舌淡暗，苔少，脉沉，治疗以益气活血、养阴扶正为法。拟方：黄芪30g，赤芍10g，川芎10g，地龙10g，桃仁5g，红花5g，桂枝10g，白术10g，茯苓30g，炙甘草10g，红景天10g，太子参15g，麦冬15g，五味子5g，沙苑子5g，桑椹10g。7剂。

◇ 案例二

姓名	翟某	性别	女	年龄	78岁
病例记录	有慢阻肺、冠心病、心功能不全、高血压病史。反复活动后气促，双下肢、会阴部浮肿2年余，间中服用呋塞米、螺内酯、地高辛、厄贝沙坦治疗。近1周再次出现气促，双下肢、会阴部浮肿，腹胀，午后逐渐加重，纳差，乏力之症。				
2017年2月27日一诊	查腹部、会阴部皮肤光亮紧绷，双胫前、踝部凹陷性水肿，舌淡，舌面水滑，舌下脉络迂曲，脉沉缓。考虑为脾肾阳虚，水饮瘀停。拟方：黄芪60g，黑顺片（先煎）10g，茯苓20g，猪苓15g，泽泻10g，白术15g，冬瓜子15g，甜瓜子15g，桂枝10g，益母草15g，车前草15g，旱莲草15g，桃仁5g，红花5g。3剂。				

医本探源

（续上表）

2017年3月2日二诊	患者气促，双下肢、会阴部浮肿，腹胀减轻，胃纳、乏力改善，舌淡，苔白，舌下脉络迂曲，脉沉缓，考虑水饮已去大半，续益气温阳，化瘀通脉。调整治疗方案，拟方：黄芪50g，黑顺片（先煎）10g，茯苓20g，猪苓10g，泽泻10g，白术15g，桂枝10g，益母草15g，车前草10g，旱莲草10g，桃仁5g，红花5g，丹参20g，沙苑子10g。5剂。
2017年3月9日三诊	患者气促缓解，无双下肢、会阴部浮肿，胃纳可。要求膏方调治。拟方：黑顺片（先煎）5g，茯苓20g，白术15g，桂枝6g，益母草15g，桃仁5g，红花5g，丹参20g，当归6g，沙苑子10g，女贞子10g，旱莲草10g，黄精10g，红曲6g，法半夏6g，砂仁5g，芡实20g，仙茅15g，仙灵脾15g，炙甘草6g，15剂；红参150g，饴糖250g，核桃250g，大枣150g，炼膏每日早晚服一勺。随诊至今水肿、气促未再发。

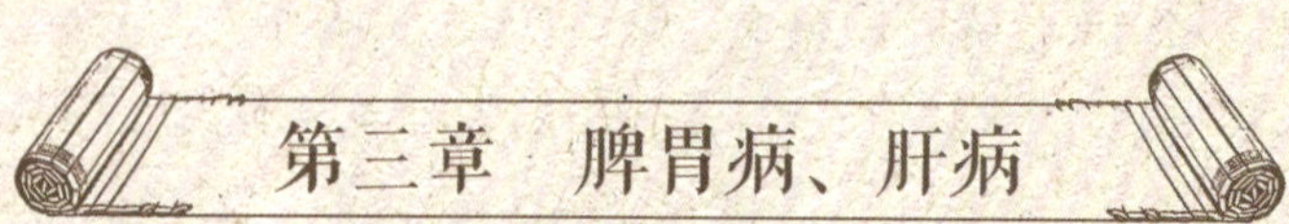

第三章　脾胃病、肝病

医学寻踪

脾胃为后天之本，脾胃病为临床常见病。在30余年的临床研究，以及研读、学习《皇帝内经》《金匮要略》《伤寒论》《临证指南医案》《温病条辨》《脾胃论》等中医经典著作及当代各位名家经验后，在老年病、脾胃病的诊治上形成了独特的见解和学术思想。诊治脾胃病时，首先辨病明确，其次辨清藏府，最后是审证求因论治。治疗上强调补藏通府，同时根据岭南独特的气候地理环境，灵活用药。此外，传承国医大师吕景山对药学术思想，在对药时灵活运用调气散（枳壳、桔梗）治疗情志因素的功能性胃肠疾病，效果显著。

◇ 饮食不节，湿热内生

饮食不节，或情志失调、久病重病、劳倦太过、感受外邪等原因，常导致脾胃受损，气机升降失常。“脾胃之气不升则生化无端，气血易虚；不降则传化无由，壅滞成疾”，胃的发病特点因滞而病，胃为水谷之海，“传化物而不藏”，只有保持舒畅通降之性，方能奏其纳食传道之功，因此，治疗胃病以“通”祛疾。

脾胃为仓廪之官，主受纳和运化水谷，无论外感内伤均能引起脾阳不足，中焦虚寒，或胃阴受损，失其濡养而致脾胃虚弱。此外，过食寒凉药物，也易伤脾胃，从而出现脘闷、纳差、腹胀腹泻、神疲乏力及中气下陷而发生内藏下垂、脱肛、大便滑脱不禁及崩漏等症。

随着生活水平不断提高，人们嗜食肥甘厚味、饮酒过度等，加之广东地处岭南，气候炎热潮湿，导致胃肠多由湿热致病。还可因脾胃功能失调而致“湿阻”“食积”“痰结”“血瘀”等病理产物产生，内外相引，从而加重病情，使病机复杂化。

◇ 补藏通府，健脾祛湿热

脾胃病的治疗强调补藏通府，同时根据岭南独特的气候地理环境，灵活用药。一是注意调节整体平衡。对具体每个治疗措施和处方的运用都应适可而止，不可矫枉过正，防止出现新的不平衡，如攻邪须注意勿伤正，补虚须注意勿留邪，清热须注意勿伤阳气，祛寒须注意勿伤阴，补脾须注意勿碍胃。二是审证求机论治。临床上，脾胃病的证与病机都是疾病的本质反应，是脾胃病的主要矛盾，从疾病的本质入手，从根本上治疗，解决脾胃病的主要矛盾和关键环节，一切复杂问题皆会迎刃而解。三是顺应异法方宜。因时制宜、因地制宜、因人制宜，也要注意据证因势利导，顺其病势就近祛邪，如饮食积滞应积极消除，积滞在肠应以泻法，积滞在胃则用探吐或消食药。四是重视调摄护理。嘱患者少吃盐腌食品，不吃霉变食物，避免高盐饮食，不吃或少吃生硬食物，不吃烫食，不暴饮暴食，戒烟限酒，多吃新鲜蔬菜和水果、优质食醋，避免过度紧张和精神刺激。具体治疗思维如下：

一、以“通”为治

胃主纳喜通利而恶壅滞，一旦胃腑得病，枢机不通，则可能出现胀痛、嗳气、恶心呕吐、纳呆等症状。

胃气以“和降”为顺，必赖于阳气的温煦推动和阴液的濡润，其关键在于胃气的和降、脾气的升清、肝脏的疏泄升发、胆汁胆火的通降、肺气的宣发肃降、大肠的传导下行等，与藏府各部相关，治疗胃病时需综合权衡以达到预期的治疗目的。临床上，胃病有虚、实、寒、热之别，具体用药也有补、泻、温、清之分，但总体都是以疏其壅塞、消其瘀滞、调畅气机为治疗大法，注重胃“降”之生理特征、“滞”之病理特点，以“通”为基准，擅用通降之法。中焦易壅易滞，邪不去，正难安，主张六府以通为用，以通为补，方如柴胡疏肝散、大柴胡汤、平胃散、木香槟榔丸等。治疗时，应灵活应用通降法，不可一味单纯地通降攻泄，而是要究气血阴阳、寒热虚实，辨证论治。一辨虚实，如灵活运用以补虚为主的健脾益气法、温中补虚法、养阴和胃法、润肠通便法，以泻实为主的行气降胃法、消食导滞法、清热化湿法等，亦可选用验方，也可自拟方治之。二辨寒热，主要是各种热证失治，迁延日久，可转变为各种寒证，或各种寒证迁延不愈、气机不畅郁而化热，可表现为寒热错杂之证，如慢性胃炎以半夏泻心汤治之。三辨气血，以调理气血为主要治法，如灵活运用理气和胃法、疏肝解郁法、活血化瘀法等，方如四逆散、柴胡疏肝散、逍遥散、血府逐瘀汤等。四辨病理产物，脾胃功能下降，使病理产物又可作为继发病因，损伤正气，凝滞气机，常用治法如清热化湿法、活血化瘀法、消食导滞法等，这些治法大多根据病证自拟方治疗，也可选用经方、验方化裁治疗。

需要注意的是，临床应用要正确认识脾胃“通降理论”与李东垣的“补土论”的关系。“补土论”是李东垣脾胃论的核心学术思想，其形成与金元时期战乱不断、时疫频发、饥饿连年、民不聊生的社会背景密切相关。“通降理论”是随着人民生活水平的提高，由于食谱以及疾病谱发生改变，众多功能性胃病出现而提出的。这两种理论是在不同社会背景下提出的，须根据实际情况区别对待。

二、调和肝脾

调和肝脾是治疗脾胃病的重要手段，《伤寒杂病论》中“见肝之病，知肝传脾，当先实脾”的理论对后世藏府传变学说的形成与发展起到了重要的作用。中医理论认为，肝主疏泄，脾主运化，肝主藏血，脾主生血统血，肝与脾的生理联系表现在疏泄和运化的相互依存、藏血和统血的相互协调关系方面。临床上，常见的肝脾相关疾病很多，如胆汁反流性胃炎、急性胃炎、慢性胃炎、慢性乙型肝炎、肠易激综合征、抑郁症、肥胖症、慢性疲劳综合征、溃疡性结肠炎、失眠、月经不调等多种疾病，这些疾病均有肝脾不调的表现。在临床多种病种中，食欲不振与便溏、便秘、大便不畅出现的频率最高，这就给我们提供了研究治疗脾胃病要重视调和肝脾的依据，常用四逆散、柴胡疏肝散、逍遥散、加味逍遥散、痛泻药方加减化裁治疗。另外，依国医大师吕景山之法，使用调气散（枳壳、桔梗）调和气机，屡有见效。

三、健脾祛湿热

脾胃病以慢性居多，多年临床案例可见脾虚与湿热往往并存。其病理形成机制有以下三方面：一是脾属土，喜燥而恶湿，易感受湿邪。患者嗜食肥甘厚腻，酿生湿热，或感受湿热之邪，阻滞中焦气机，日久脾胃受损，此为因实致虚。二是饮食不节，劳倦所伤，脾胃虚弱，水湿不化，湿浊内生而化热，此为因虚致实。三是岭南气候潮湿炎热，易感湿热之邪，易伤脾胃。因而，治疗脾胃病要注意健脾祛湿热。

◇ 痞满

痞满是中医病名，为人体气机阻滞，脾胃升降失调，纳运失常所致，病位主要在胃脘，与脾、肝的关系最为密切，与其他藏府亦有所关联，其病因多、病机复杂，有脾胃虚弱、痰气塞滞、情志失调、饮食阻滞、表邪入里等，常常多种病邪相互影响兼夹。其中，脾虚是较重要的本因。脾虚是指脾气虚、脾阳虚、中气下陷等。在脾虚的基础上，气滞、痰阻、寒凝、湿聚是常见的病因。脾为气机升降之枢，“其上输心肺，下达肝肾，外灌滴四旁，充溢肌肉，所谓居中央，畅四方者如是”。如果实邪内阻，日久会损伤脾胃致虚疮；脾胃虚弱，而生痰湿、气滞，则成虚实夹杂之证。

到消化科就诊的患者绝大多数属胃痞，以胃脘部痞塞、胀满或轻微胀痛不适为主症的病证，一般触之柔软、无形。西医学中，慢性胃炎、功能性消化不良、胃下垂、慢性胆囊炎、慢性肝炎等疾病中，凡以上腹部满闷不适为主要症状者，均可参考痞满论治。因此，对于痞满患者的诊治，必须通过详细地采集病史、系统化查体、必要的理化检查，在患者配合的前提下，明确西医诊断，这对于治疗用药有重要参考意义。例如，胃下垂病人可加用有升提作用的药物，如柴胡、生黄芪、葛根等；胆囊炎患者可加用清热解毒药物，如蒲公英、金钱草等。

治疗痞满的总体思路是在理气健脾的基础上，进一步辨证论治，并针对症状用药。选择药物时，尽量选用平性药物，善用温性中药，慎用苦寒之品。痞满病以气机失调为主，因此理气是治疗痞满的重要方面。通过益气行气、降气行气、行滞消积等方法来梳理气机，使脾胃气机升降恢复正常。常用药物有枳壳、苏子、生黄芪、党参、炒麦芽、炒谷芽等。其中，因脾虚致疮满者，主要通过益气补血法强健脾胃。在理气、健脾的基础上，应针对不同证候用药。一、气阴两虚证：选用益气养阴的药物，如北沙参、党参、生地、生黄芪、葛根等；二、脾胃虚寒证：选用温中散寒的药物，如生姜、荜茇、小茴香、桂枝等；三、胃气壅滞证：重用理气行气的药物，如枳壳、苏子、苏叶等；四、脾虚湿盛证：加用健脾、化湿的药物，如茯苓、防风、藿香、佩兰、蒲公英等；五、肝胃不和证：加用疏肝理气和胃的药物，如柴胡、川芎、陈皮等；六、饮食积滞证：重用消食导滞的药物，如炒麦芽、炒谷芽、神曲、鸡内金等。

医案拮萃

◇ 案例一

姓名	张某	性别	男	年龄	38岁
病例记录	反复上腹部胀10余年。10余年间，无明显诱因出现的上腹部胀、疼痛、反酸、胃灼热、嗳气等不适。患者平素喜食西瓜、烤鸭等食物，食后腹胀加重。现大便2日一行，不畅，时觉口干，偶尔口中发黏。				
2016年3月22日一诊	患者体形瘦长，心肺腹查体无异常。舌淡红，苔薄白，脉沉细。既往钡餐造影提示胃下垂。中医诊断为痞满-胃气塞滞证，治疗以理气消滞为法。拟方：党参10 g、枳壳10 g、柴胡10 g、紫苏梗10g，当归5 g、炒山楂10 g、炒麦芽10 g、炒神曲10 g、豆蔻10 g、瓜蒌20 g、生鸡内金10 g、生甘草6 g。7剂。嘱其忌生冷凉食、油腻难消化食物，少吃多餐。				

（续上表）

后续	此后患者多次复诊，症状逐渐减轻，药方调整为加大党参、当归用量，加用黄芪增强补益气血之效，并加大瓜蒌用量，加用桑椹增强通便之效，随症加减。约半年后，患者上腹胀之症基本消失，大便通畅，1日一行，并且养成了良好的饮食习惯，病情未再加重。

按：本例患者体形瘦长，有胃下垂病史，加之饮食不节，易致胃气塞滞，故而上腹部胀。气机失畅，故见便秘；津液不能上承，故见口干。方中以理气、消食药为主，用柴胡、枳壳、豆蔻、紫苏梗行气理气，炒三仙、鸡内金消食化积，党参、当归补益气血，瓜蒌通便，生甘草调和以和诸药。

◇ 功能性便秘

随着饮食结构的改变和精神心理、社会因素的影

医本探源

响，我国便秘型肠易激综合征患病率逐渐上升，该病是一种原因不明的功能性疾病，治疗上大多给予泻药对症治疗，但病情多有反复，效率低，部分泻药甚至可导致不良反应。作为中医药治疗的优势病种之一，以中医之法治疗功能性便秘有着良好的疗效。中医认为，功能性便秘多由饮食不节、情志失调、年老体虚、病后、产后、药物等因素所致。其病位在大肠，与肺、脾、肾、肝相关。阳虚患者真阳亏损，温煦无权，阴邪凝结，或阴亏血燥，大肠液枯，无力行舟，故见便秘。归纳病机主要是热结、气滞、寒凝、气血阴阳亏虚引起大肠传导功能失司。《素问·灵兰秘典论》曰："大肠者，传导之官，变化出焉。"《素问·五藏别论》曰："六府者，传化物而不藏，故实而不能满也。"因此，若大肠传导功能失常，糟粕不下，则大便秘结。此外，肺、脾、胃、肝、肾等藏府功能失调，影响气血津液的正常运行，也会引起大肠传导失常。

功能性便秘治疗以"降"为和，注重调节藏府津液、寒热平调。胃肠的生理功能集中在一个"降"字，降则和，不降则滞；降则生化有源，出入有序，不降则传化无由，壅滞为病。治疗时，虽以"通"为主，但因有寒热虚实之别，应随病情的变化而选用温下、寒下、润通等药物，可用当归补血润肠，白芍养阴柔肝，瓜蒌皮宽胸理气，党参、黄芪健脾益气，枳实破气消积、化痰除痞，厚朴下气除满，陈皮健脾理气，黄连清胃热，火麻仁温润通便，这些药物为治疗功能性便秘常用之药，有疏肝、行气、养血、益气、导滞之效。而常用的方剂有麻子仁丸、芍药枳实汤、四逆散、济川煎、柴胡疏肝散等。

医案拮萃

◇ 案例一

姓名	李某	性别	女	年龄	63岁
病例记录	便秘2年余，无脓血，肠镜未见明显异常，曾口服多种通便中成药治疗，但便秘越来越重。近日胸闷，大便2或3日1次，便干结。查舌质淡红，苔薄白，脉弦。				

（续上表）

2008年11月3日一诊	四诊合参，证属气阴两虚、气机失调，治以润肠理气为法。方用润肠丸加减。拟方：肉苁蓉30g，当归20g，火麻仁20g，桃仁10g，厚朴6g，郁李仁15g，桔梗5g，枳壳10g，厚朴10g，莱菔子10g，薤白10g，升麻5g，牛膝10g，丹参12g，全瓜蒌10g，甘草5g。14剂。每日1剂，早晚分2次服。
2008年11月17日二诊	患者大便已通，胸闷减轻，舌淡红，苔薄白，脉弦。拟方：黄芪10g，肉苁蓉20g，当归15g，火麻仁10g，桃仁10g，厚朴6g，郁李仁10g，枳壳10g，厚朴10g，莱菔子10g，薤白10g，升麻5g，牛膝10g，丹参20g，全瓜蒌10g，甘草5g。14剂。每日1剂，早晚分2次服。

（续上表）

2008年12月1日三诊	患者每日均排便，无胸闷，舌淡红，苔薄白，脉弦。拟方：肉苁蓉20g，当归10g，火麻仁10g，桃仁10g，厚朴10g，郁李仁10g，枳壳10g，厚朴10g，莱菔子10g，薤白10g，升麻5g，牛膝10g，丹参20g，全瓜蒌10g，甘草5g。14剂。每日1剂，早晚分2次服。嘱其养成排便习惯，注意膳食营养。
后续	随访半年，患者病情稳定，未再出现便秘。

按：老年人顽固性便秘属于功能性便秘，是非全身疾病或肠道疾病引起的原发性持续性便秘。患者常有粪便干结、排便困难之症，部分患者程度较重。本例患者便秘2年余，久用泻药，愈泻愈虚，治疗宜润肠理气、通畅气机。方中肉苁蓉用量30g，益肾润肠；当归养血润燥，增强滑肠通便之力；火麻仁偏走大肠血分，郁李仁偏走

大肠气分，二药合用一气一血，相互为用，通便之力增强；桃仁活血，润肠通便；枳壳、桔梗二药参合，一上一下，一升一降，通畅气机，行气消胀散痞的力量增强。患者胸闷，阳气不达，故用瓜蒌、薤白通阳行气，散结止痛、润肠通便，全方温阳调气、润肠通便，适于气阴两虚的老年便秘者。

◇ 脂肪肝

脂肪肝是现代医学的一种临床综合征或独立性疾病，在我国古代医籍中无此记载，各医家根据其临床表现，如多见肝区疼痛不适、腹胀、乏力、纳差等症状和体征，将其归属为“胁痛”“症瘕”“湿阻”“痞满”“肝着”“肝癖”等范畴。目前，中医方面对脂肪肝的实验及临床研究仍比较薄弱，尤其是中药治疗脂肪肝疗效和作用机制的实验研究报道不多，这在一定程度上限制了中医药防治脂肪肝工作的深入开展。通过多年的临床实践与潜心学习，我对脂肪肝的中医病因病机和治疗治法等取得了一些认识。

根据中医理论以及现代研究表明，饮食、劳逸等因素与脂肪肝的发生密切相关。

一、饮食失节

《素问·六节藏象论》曰："五味入口……以养五气，气和而生，津液相成，神乃自生。"这说明人体藏府功能活动需依赖于饮食化生水谷精微以充养，一旦饮食不节，则会导致藏府病变，《素问·生气通天论》有"阴之所主，本在五味，阴之五宫，伤在五味"之说，《素问·痹论》有"饮食自倍，肠胃乃伤"之说，由此可知，正常合理的饮食是机体活动的基本保证。临床发现脂肪肝患者多有饮食不节的现象，主要是嗜食肥甘厚味和恣饮醇酒。

（一）饮食不节。随着人们生活水平的提高，饮食结构发生变化，食量太过，即高脂肪、高糖饮食摄入超量已很常见，并成为当前脂肪肝发生的主要因素。《素问·痹论》曰："饮食自倍，肠胃乃伤。"饮食不节，损伤脾胃，运化失职，湿浊内生，痰饮内聚，壅滞肝胆；嗜食肥甘厚味、辛辣之物，壅遏中焦，湿热内生，熏灼肝胆；饮食不洁，湿热疫毒或秽浊之物从口而入，损伤脾胃，化热生毒，移聚肝胆，终致脾胃壅滞，肝胆气机不利，疏泄失常，脂质内聚肝体，阻滞肝脉而成脂肪肝。尤在泾在《金匮要略心典》中说："食积太阴，敦阜之气，抑遏肝气，故病在胁下……”张志聪补注《黄帝内经》时也指出，“中焦之气，蒸津液化，其精微……溢于外则皮肉膏肥，余于内则膏肓丰满”。

（二）恣饮酒浆。中医认为酒味甘、苦，性温，有毒，“少饮则和血行气”（《本草纲目》），“肆意痛饮，藏府受害不一”（《万氏家传点点经》）。饮酒太过、长期饮酒，酒毒湿热蕴结中焦，进而伤及脾胃，脾胃受纳运化失职，脾失健运，不能为胃行其津液，致痰饮、水湿内生，停积于肝络而成脂肪肝。对此，《诸病源候论》中亦有所描述：“夫酒癖者，因大饮酒后……酒与饮不散，停滞于胁肋下，结聚成癖，时时而痛。”现代医学认为，有长期饮酒史，一般超过5年，折合酒精量男性≥40g/d，女性≥20g/d，或2周内有大量饮酒史，折合酒精量≥80g/d，会导致脂肪肝的发生。

二、劳逸失常

正常的劳作与休息可以使人气血通畅，筋骨强健，保持健康。《素问·上古天真论》曰：“……起居有常，不妄作劳，故能形与神俱。”王孟英《温热经纬·薛生白湿热病篇》曰：“过逸则脾滞，脾气滞而少健运，则饮停湿聚矣。”这说明过劳或过逸都是不可取的，过劳则可过度消耗阴血，耗伐阳气，致肝胆失养，筋脉失荣；过逸可致气血郁滞，胃肠气滞，脾胃功能减弱，脾失健运，代谢失常，水谷之气堆积不行，痰饮、水湿内停，筋缓乏力，肢节不利，肝血失调，或过度肥胖，饮食精微积聚肝体，而成脂肪肝。

三、情志致病

随着社会竞争的加剧，因情志导致的疾病日益增多。《素问·阴阳应象大论》说：“人有五藏化五气，以生喜怒悲忧恐。”尤其是郁怒伤肝，思虑伤脾，使肝郁脾虚，肝失条达，脾失健运，气机不畅，湿浊不化，痰湿内蕴搏结于肝而成本病。同时，湿浊停滞，阻遏气机，也会导致肝气郁结，木失条达，而致肝郁脾虚发为本病。《读书随笔》曰：“凡病之气结、血凝、痰饮、痉厥、积聚、痞满……皆肝气之不能舒畅所致也。”《金匮翼·胁痛统论》曰：“肝郁胁痛者，悲哀恼怒，郁伤肝气。”《金匮翼·积聚通论》亦曰：“气滞成积者，忧思郁怒，久不得解者，多成积。”由此可见，郁怒可致肝气郁滞，出现胁痛或胀闷不适等症。

四、肝脾失调

《素问·经脉别论》曰：“食气入胃，散精于肝，淫气于筋……饮入于胃，游溢精气，上输于脾，脾气散精，上归于肺，通调水道，下输膀胱，水精四布，五经并行。”说明饮食物主要通过胃的受纳、脾的运化生成水谷精微，并由脾转输而布散营养周身。肝主疏泄，可促进脾胃的运化功能。《素问·宝命全形论》说："土得木而达之。"《血证论》说："木之性主于疏泄，食气入胃，全赖肝木之气以疏泄之，而水谷乃化。"说明肝脏对饮食物的消化吸收和水谷精微的输布具有重要作用和地位。肾藏精、主水、司气化，对于肝脾的正常生理功能以及水液的正常代谢也有重要调节作用。肝、脾、肾三藏功能失调均可导致水谷精微的运化输布失常，痰浊、水湿内生，瘀血停留，形成脂肪肝。其中，肝脾功能失调尤为关键。

（一）肝失疏泄。肝主疏泄，具有保持全身气机疏通畅达、通而不滞、散而不郁的作用，可调畅气机，促进脾胃运化、调畅情志。肝的疏泄功能正常，则气机调畅，气血调和，藏府、经络等组织器官的生理活动正常和调。若肝疏泄功能失常，就可能出现气机阻滞或气的升降出入异常的病理表现，并由此进一步影响血和津液的运行、胆汁的分泌和排泄、脾胃的升清降浊，以及情志活动等。

调畅气机是肝主疏泄的重要功能，也是肝主疏泄其他功能的基础。肝的疏泄功能异常，气机的畅达就会受到阻碍，从而形成气机不畅、气机郁结的病理变化。气机郁结，则津液的输布代谢障碍，导致痰浊阻于肝络形成脂肪肝。肝失疏泄，木不疏土，还可致脾失健运，水谷精微（包括脂质）不归正化，脂浊痰湿内生形成脂肪肝。而脾失健运，痰湿内生，又可致土壅木郁，反过来引起肝气不疏，气血运行不畅，气郁血滞，瘀血内生，终致气、血、湿、痰互结遂成本病。

（二）脾失健运。脾胃同居中焦，脾主运化，胃主受纳。叶天士认为："脾宜升则健，胃宜降则和。"脾为运化之枢，胃为水谷之海；脾喜燥而恶湿，胃喜润而恶燥。因此，脾气健运、胃纳正常即可保证饮食正常消化吸收，又可抵御外湿内侵，而无水湿停留之患。如果素体脾虚，脾不健运，则"水反为湿，谷反为滞"。脾虚则易感受湿邪，湿邪最易伤脾，脾虚又易生湿，"湿土之邪，同气相召，故湿热之邪，始虽外受，终归脾胃"（章虚谷语）。所以脾虚是湿浊致病的病理基础。同时，脾胃为人体气机升降运动之枢纽。脾胃居于中焦，沟通上下，脾胃功能正常，则精微得以输布，气血流通畅达；脾胃失和，则精微不化，浊气内生，痰湿内蕴，痰浊水湿内阻而成脂肪肝。临床上常表现为脘腹胀满、食欲不振、肢体困倦、舌苔厚腻、脉滑等。

针对不同程度的脂肪肝，有不同的治疗策略。

一、轻度脂肪肝（脂肪肝早期）

早期脂肪肝多无临床症状，多为轻证，病位主要在肝，以气滞、肝郁、湿困为主，故治疗以疏肝理气、祛湿化浊为要点，主要选取药物有柴胡、山楂、丹参、白术、泽泻等。方剂根据临床证型可选取柴胡疏肝散、小柴胡汤、龙胆泻肝汤或四逆散加减。

二、中度脂肪肝（脂肪性肝炎）

脂肪肝失治、延治、未治，诱因未除，病情继续进展，则成中度脂肪肝或脂肪性肝炎，患者可无临床表现，或出现疲倦乏累、纳差之症，严重者可有黄疸，体查肝脏可有轻中度肿大，实验室检查可发现转氨酶升高、胆红素升高。此期多以肝郁脾虚，湿热内蕴，气滞血瘀为主，可虚可实，或虚实夹杂，治疗需辨证，以疏肝健脾、祛湿化浊、清利湿热、行气化瘀为法，在疏肝健脾药物的基础上加用赤芍、葛根、黄芩、虎杖、桃仁等。方剂选小柴胡汤、龙胆泻肝汤、血府逐瘀汤、四君子汤加减或联合使用，意在疏肝理气、清热祛湿之实治基础上，补益脾胃、固土补虚。

三、肝纤维化、肝硬化

脂肪肝若不予重视或治疗不当，发展至晚期可导致肝纤维化或肝硬化的出现。大多数医家认为，中医的痰、瘀与肝纤维化的发生发展密切相关。脂肪肝若迁延不愈，在肝郁脾虚、痰湿内阻或湿热蕴结的基础上将进一步加重，湿浊内阻，气滞血瘀，痰瘀互结于肝而痹阻脉络，从而导致肝纤维化，甚至肝硬化的发生。故此阶段的治疗主要以抗肝纤维化为主，防止其向肝硬化发展，保护肝细胞，以减轻病情为要务。

中医治疗此期之症主要着眼于痰瘀互结为患，以化痰散结、活血祛瘀之法为主，并配合其他治法辨证治疗以阻止病势的进一步发展和变化。脂肪肝一旦发展到肝纤维化阶段，其临床表现多为口黏、纳差、乏力、脘腹痞满、肝区胀闷疼痛、肝脾肿大变硬、舌质瘀暗或见瘀点瘀斑、舌下脉络瘀滞、脉细涩等。常用半夏、瓜蒌、海藻、昆布、丹参、赤芍、郁金、姜黄、三七、莪术、桃仁等中药，温胆汤、膈下逐瘀汤、血府逐瘀汤等方剂予以治疗。值得注意的是，“气为血之帅，气行则血行”，在运用化痰活血祛瘀药方时，应注意理气药的使用，同时注意运化湿浊，起行气化痰之效。肝纤维化、肝硬化多为脂肪肝迁延日久而成，因此，常伴见正气不足之证，除可见痰瘀互结外，还可有脾胃虚弱、肝肾阴虚、脾肾阳虚等多种虚实夹杂之证的出现。故在治疗时，主以化痰散结、活血祛瘀的同时，辨证选用相应的补益之药，以扶正祛邪、标本同治，往往可以取得良好疗效。

医案拮萃

◇ 案例一

姓名	陈某	性别	男	年龄	46岁
病例记录	平素应酬饮酒，嗜烟，近3个月感右侧胁肋部胀满、疼痛不适，体检发现脂肪肝（轻度），遂来就诊。				
2008年11月12日一诊	患者舌淡红，苔薄白，脉弦；腹平软，无压痛或反跳痛；肝脾未及。西医诊断：脂肪肝（轻度）。中医诊断：胁痛（肝郁气滞）。方选柴胡疏肝散加减。拟方：柴胡12g，枳壳12g，白芍12g，川芎12g，炙甘草6g，陈皮12g，香附12g，葛花10g，白术10g，醋延胡索10g，川楝子10g，桔梗10g。7剂。				

（续上表）

后续	5剂后患者诉胁痛已无。7剂后复诊，嘱其低脂饮食，适当运动，控制体重。配以山楂、荷叶、丹参泡饮消脂，定期复查血脂及B超。

按：本案例中，全方以柴胡疏肝散为基础，合用金铃子散理气止痛，葛花解酒毒，桔梗、枳壳为调气散，乃师承国医大师吕景山之方，用以调气理气。

◇ 慢性肝炎

慢性肝炎病位主要在肝脾，久则及肾。从发病特点和临床表现来看，慢性肝炎与肝脾关系最为密切。湿热瘀毒郁结是慢性肝炎发病的始动因素，且贯穿于疾病的始终，因此，慢性肝炎病理性质主要属于邪实。湿热与瘀毒郁久，耗伤人体正气，气血阴阳受损，引起肝脾两伤，进一步累及于肾，出现肝肾阴虚或脾肾阳虚的证候，故慢性肝炎多表现为邪实正虚，虚实夹杂。

慢性肝炎初起时湿热郁结，肝气不舒，胆汁不畅，可见胁肋疼痛、黄疸、口干苦、厌食油腻、大便溏垢或干结等。外感湿邪，饮食不节，劳倦伤脾，忧思过度，又可损脾伤胃。肝脾两脏又能互相影响，木郁则不能疏土，土壅又加重木郁，湿热困阻中焦，气机失调，出现纳少、脘腹胀满、腹泻便溏、恶心欲吐、肢体乏力、身重不适等症。本病后期因肝气失疏，瘀血内结，则胁肋疼痛，触及症积；热毒炽盛，引动肝风，可见肢体颤动、抽搐痉挛；脾胃不能化生精微，水湿内生，则出现鼓胀。

综上所述，慢性肝炎的治疗以疏肝健脾、清利湿热为法，强调平和各脏，泻强补弱，利湿清热。临床上常用方有小柴胡汤、龙胆泻肝汤、茵陈蒿汤加减；常用中药有柴胡、茵陈、大黄、白术、茯苓、虎杖、木瓜、蒲公英、郁金、香附等。

◇ 案例一

姓名	朱某	性别	男	年龄	35岁
病例记录	诉有慢性肝炎病史10余年，近日查两对半HBsAg（+）、HBeAg（+）、HBcAb（+），肝功能正常。				
2016年3月29日一诊	患者肝区隐痛，疲劳不著，左胸膺时有疼痛感，大便先干后稀，舌质暗红，边有齿印，苔薄白。辨证为湿热内蕴，肝郁脾虚。拟方：太子参12g，焦白术10g，茯苓10g，炙甘草6g，柴胡10g，赤白芍（各）10g，枸杞子10g，桑寄生12g，虎杖15g，败酱草15g，半枝莲15g，郁金10g，枳壳12g。7剂。				

按：尽管湿热瘀毒贯穿于整个慢性肝炎的始终，肝脾两伤是其根本，然随着病情的变化发展以及个体差异性，邪实、正虚偏重多有侧重，故治疗上虽以清化湿热、化瘀解毒为其根本，但在肝炎的不同阶段，要分清主次，若一味清化湿热，唯恐戕伐正气，脾胃受损，即陈复正在《幼幼集成》所云："脾土强，足以捍御湿热，必不生黄，唯其脾虚不运，所以湿热乘之。"临证时在调补肝脾的同时，须把握好养肝和补气的主次，或以养肝为主，或以益气为要，不可偏执一端。

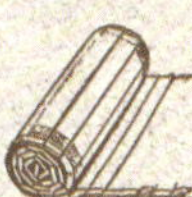

第四章　痛风病

下篇

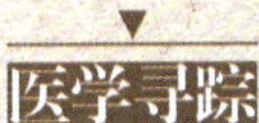

医学寻踪

◇ 湿浊、痰瘀、血虚致病

痛风病属中医“热痹”“着痹”“历节”等范畴。朱丹溪《格致余论》曾列痛风专篇云：“痛风者，大率因血受热已自沸腾，其后或涉水或立湿地，寒凉外抟，热血得寒，汗浊凝滞所以作痛，夜则痛甚，行于阳也。”说明痛风之病因是血分受热污浊凝涩，郁于阴分。《丹溪心法》曰：“肥人肢节痛，多湿与痰饮流注经络而痛；瘦人肢节痛，是血虚。”说明胖人多痰湿互结，阻滞经络。张景岳《景岳全书·脚气》认为，外是阴寒水湿，今湿邪袭人皮肉筋脉；内由平素肥甘过度，湿壅下焦，寒与湿邪相结郁而化热，停留肌肤，病变部位红肿潮热，久则骨蚀。

综上所述，痛风多为湿浊、痰瘀、血虚等病理因素引起，结合其好发人群及发病诱因来看，其基本病机为素体肝肾阴虚，筋脉失养，复加思虑伤脾，伤食伤胃，运化失职，滋生湿浊，内蕴化热，煎津成痰，久则入络为瘀。治疗可按照病程进展进行分期，并结合体质疗法施方布药。临床实践表明，此诊治手段常取得良好的疗效。

◇ 视其病程，分期治疗

痛风病的治疗应按照其病程进展，进行分期治疗。

一、早期

痛风病早期以高尿酸血症为主，多无痛风症状，可常伴有脂代谢、糖代谢异常等。此期辨证以痰浊内阻为主，治疗以化痰降浊为法。使用汤剂为痛风1号方，由土茯苓、薏苡仁、萆薢、黄精、泽兰、车前子、白芥子、仙灵脾、山慈菇组成。方中土茯苓甘、淡，性平，泄浊解毒，健胃利湿，通利关节；薏苡仁甘、淡，健脾除湿，共为君药。萆薢苦，性平，利湿祛浊；黄精甘、平，滋肾补脾益气；仙灵脾辛、甘，温，补肾除湿，共为臣药。佐以泽泻、泽兰利水除湿、化瘀行水，车前子、白芥子渗湿利气祛痰，桃仁、当归活血通经祛瘀。臣药、佐药中均有引经报使的功效，故不再复置使药。诸药合用，攻补兼施，泻实补虚，共奏淡渗利湿、健脾祛浊、通脉补肾，标本兼治之功。现代药理研究证实，土茯苓、薏苡仁、车前子、泽泻、威灵仙等均有降尿酸的作用。研究提示复方降尿酸合剂具有与苯溴马隆片相似的降低血尿酸的作用，此外在改善中医临床症候和脂质代谢方面显著优于对照组，且未见明显不良反应。[①]同时，结合药膳土茯苓赤小豆薏仁粥、药茶百合车前茶予以调理。

二、急性发作期

痛风病急性发作期以痛风急性发作为表现。此期辨证以湿热痹阻为主，治疗以清热利湿、通络止痛为法。使用汤剂为痛风2号方，由薏苡仁、络石藤、宽筋藤、土茯苓、山慈菇、炒苍术、川黄柏、川牛膝、萆薢、车前草、虎杖、荆芥组成。方中炒苍术、川黄柏、土茯

---

① 黄桂琼，黄河，陈洪，等．复方降尿酸合剂治疗高尿酸血症并高脂血症的效果［J］．广东医学，2014，35：273-275.

苓、荆芥具有清热利湿之功效；虎杖、川牛膝有引药下行之功效，使药至病灶；车前草、薏苡仁、萆薢具有渗湿泄热之功效，快速利尿，使湿热下泄，缓解红肿热痛的症状；荆芥、络石藤、宽筋藤、山慈菇均可促进尿酸的排泄，降低黄嘌呤氧化酶而发挥治疗痛风之效①，同时配合药膳马齿苋薏仁粥、药茶灵仙木瓜饮予以调理。

三、间歇期

痛风病间歇期仍有痛风发作，但程度较急性发作期明显减轻。此期辨证以脾虚湿阻为主，治疗以健脾利湿、益气通络为法。使用汤剂为痛风3号方，由土茯苓、萆薢、威灵仙、薏苡仁、泽兰、车前子、白芥子、仙灵脾、山慈菇、豨签草、杜仲组成。方中土茯苓甘、淡，性平，泄浊解毒，健胃利湿，通利关节；薏苡仁甘、淡，健脾除湿，共为君药。萆薢苦，性平，利湿祛浊；威灵仙辛、咸，祛湿通络，消痰；仙灵脾辛、甘，温，补肾除湿；山慈菇甘、微辛，寒，归肝、胃、脾经，清热解毒，消痈散结；豨签草辛、苦，性寒，归肝、肾经，祛除风湿，强健筋骨，清热解毒；杜仲补肝肾、壮腰膝、强筋骨，共为臣药。佐以泽兰利水除湿、

---

① 黄桂琼，陈洪，刘庆荣，徐慧平，黄河．清热利湿通络止痛方治疗急性痛风性关节炎的疗效观察［J］．陕西中医，2016，37（11）：1483-1485.

化瘀行水，车前子、白芥子渗湿利气祛痰。臣药、佐药中均有引经报使的功效，故不再复置使药。诸药合用，攻补兼施，泻实补虚，共奏淡渗利湿、健脾祛浊、通脉补肾，标本兼治之功[①]。同时，结合药膳山慈菇蜜、药茶苡仁防风茶予以调理。

四、迁延期

痛风病迁延期主要表现为关节疼痛反复发作，日久不愈，时轻时重。此期辨证以痰瘀痹阻证为主，治疗以活血化瘀、化痰散结为法。使用汤剂为痛风4号方，由牛大力、千斤拔、陈皮、法半夏、茯苓、甘草、桃仁、炒白芥子、土茯苓、萆薢、车前草、红花、山慈菇、田七组成。同时，结合药膳白芥莲子山药粥、茶饮桃仁红花茶予以调理。

五、末期

痛风病末期以关节肿大强直畸形、屈伸不利为主要表现，伴有神疲乏力、腰膝酸软、手足冰凉。此期辨证以脾肾亏虚为主，治疗以健脾补肾为法，佐以通络散结。使用汤剂为痛风5号方，由牛大力、丁香、桂枝、

---

① 黄桂琼，陈洪，刘庆荣，等. 复方降尿酸合剂对高尿酸血症合并高脂血症患者血清 hs-CRP 及 Cys-C 的影响［J］. 按摩与康复医学，2014（11）：150-152.

下篇

干姜、羌活、独活、陈皮、党参、怀牛膝、黄精、白术、仙灵脾、制附子、鸡血藤、红花、地龙、皂角刺组成。同时，结合药膳薯蓣薤白粥、茶饮寄生桑枝茶予以调理。

临床经验

◇ 固肾、调脾、通三焦、通经络

人体的生命过程中，在先天禀赋和后天获得的基础上所形成的形态结构，生理功能和心理状态方面综合的、相对稳定的固有特质，是人类在生长发育过程中所形成的与自然、社会环境相适应的人体个性特征。表现为结构、功能、代谢以及对外界刺激反应等方面的个体差异性，对某些病因和疾病的易感性，以及疾病传变转归中的某种倾向性。

中华中医药学会的中医体质分类标准将人体分为：平和质、气虚质、阳虚质、阴虚质、痰湿质、湿热质、血瘀质、气郁质、特禀质等9种基本类型。通过对痛风病患者的长期临床观察，发现痛风病患者以痰湿质、湿热质多见，体质特点为水弱逢土（肾虚）、土运不及

（脾虚）、水化不利、三焦不畅。肾水弱，土运不及，即脾肾功能不及的体质和三焦气化不畅的体质是痛风病的发病条件。据此确立了固肾、调脾、通三焦、通经络的体质疗法。

一、固肾：痛风痹证患者多有正气不足的内因，肾精遗传缺陷（先天不足）的人更易得病，故要以固肾为重。

二、调脾：肾阳失健，不能温煦脾阳，脾失健运，中焦壅阻，故以调脾为先。

三、通三焦：中焦壅滞，而致三焦气机升降失调，故又以通三焦为治疗的关键。

四、通经络：正虚卫外不固是痛风痹证发生的内在基础，感受外邪是痛风痹证发生的外在条件，邪气痹阻经脉为其病机根本，主要为湿毒、痰毒、火毒阻滞经络，故治痹必通经络。

医案拮萃

◇ 案例一

姓名	曹某	性别	男	年龄	31岁
病例记录	发现血尿酸升高1年余，最高达680μmol/L，曾服用别嘌醇、苯溴马隆、非布司他治疗，血尿酸波动较大，且出现血肌酐水平升高。平素有熬夜、喝啤酒、爱吃海鲜等习惯，常觉乏力、困倦，汗出较多。就诊前查血尿酸509μmol/L、肌酐112μmol/L，查舌淡，苔白腻，脉缓。				
2016年4月11日一诊	辨证痰浊内阻，脾肾不足。拟方：土茯苓30g，萆薢15g，薏苡仁30g，泽兰10g，车前子20g，牛大力30g，仙灵脾10g，芡实30g，荷叶10g，白术10g，苍术5g。5剂。水煎服，每日1剂。				

（续上表）

2016年 4月18日 二诊	患者乏力、困倦等症减轻，舌淡，苔白，脉缓。拟方：土茯苓30g，萆薢10g，薏苡仁30g，泽兰10g，车前子20g，牛大力30g，仙灵脾10g，芡实30g，荷叶10g，白术10g，黄精10g。10剂。水煎服，每日1剂。
2016年 4月29日 三诊	无不适，上方续服15剂。
2016年 5月19日 四诊	四诊当日复查血尿酸413μmol/L、肌酐97μmol/L。要求继续中药调治，嘱患者每日土茯苓30g，荷叶10g，赤小豆25g煎水代茶饮。
后续	1月后复查尿酸306μmol/L，肌酐88μmol/L。

下篇

◇ 案例二

姓名	向某	性别	男	年龄	55岁
病例记录	足背、双踝、双膝、双腕、关节反复游走性疼痛2年余，确诊为痛风，曾服用苯溴马隆、秋水仙碱、双氯酚酸钠缓释片、塞来昔布等药物治疗。目前关节疼痛不明显，觉关节酸软乏力，困倦，纳差，汗出较多，大便溏。就诊前查血尿酸446μmol/L，查舌淡暗，苔白腻，脉滑，舌下脉络迂曲。				
2016年3月8日一诊	辨证脾虚湿困，瘀阻脉络。拟方：土茯苓45g，萆薢15g，威灵仙10g，薏苡仁30g，泽兰10g，车前子20g，白芥子10g，仙灵脾10g，山慈菇10g，豨签草10g，生地黄15g，赤芍10g。5剂。水煎服，每日1剂。				

（续上表）

2016年 3月15日 二诊	患者关节酸软乏力、困倦减轻，仍有纳差，汗出较多，查舌淡暗，苔白，脉滑，舌下脉络迂曲。拟方：土茯苓45g，萆薢10g，薏苡仁30g，泽兰10g，车前子20g，白芥子10g，仙灵脾10g，杜仲20g，佩兰10g，荷叶10g，千斤拔20g，牛大力20g，建曲6g。7剂。水煎服，每日1剂。
2016年 3月24日 三诊	患者关节酸软乏力、困倦基本缓解，纳差、汗出改善，查舌淡暗，苔薄，脉弦，舌下脉络迂曲。拟方：土茯苓30g，萆薢10g，薏苡仁30g，泽兰10g，车前子20g，白芥子10g，仙灵脾10g，杜仲20g，千斤拔20g，牛大力20g，建曲6g，桃仁5g，红花5g，地龙10g。7剂。水煎服，每日1剂。
2016年 4月2日 四诊	患者无关节酸软乏力，胃纳可，汗出缓解，查舌淡暗，苔薄，脉弦，舌下脉络迂曲。拟方：土茯苓30g，萆薢10g，薏苡仁30g，泽兰10g，车前子20g，白芥子10g，仙灵脾10g，杜仲20g，千斤拔20g，牛大力20g，桃仁5g，红花5g，赤芍10g。15剂。水煎服，每日1剂。

（续上表）

2016年5月3日五诊	复查血尿酸298μmol/L。

◇ 案例三

姓名	叶某某	性别	男	年龄	38岁
病例记录	突发左踝关节、第一跖趾关节红肿疼痛1天，疼痛难忍，步行受限，发病前曾大量进食海鲜，既往有高尿酸血症病史。查左踝关节、第一跖趾关节红肿，触觉皮温升高，触痛明显。查血常规：白细胞1.62×109/L，中性粒细胞比例80.2%，血尿酸618μmol/L，CRP37mg/L，类风湿因子（–）。				

医本探源

（续上表）

2017年6月15日一诊	考虑痛风急性发作，予秋水仙碱0.5mg q2h口服、塞来昔布0.2g q12h。秋水仙碱服用5片后疼痛缓解，并出现腹泻，予停用。查舌红，苔黄腻，脉滑，舌下脉络偏暗。拟方：炒苍术15g，川黄柏10g，川牛膝10g，薏苡仁30g，萆薢15g，络石藤30g，宽筋藤30g，土茯苓45g，山慈菇10g，车前草30g，虎杖30g，荆芥15g，鸡血藤30g。3剂。水煎服，每日1剂，并嘱大量饮水。
2017年6月18日二诊	患者疼痛明显缓解，局部红肿热减轻，可步行。查舌淡暗，苔腻，脉滑。拟方：炒苍术10g，川黄柏10g，川牛膝10g，薏苡仁30g，萆薢10g，络石藤30g，宽筋藤30g，土茯苓45g，山慈菇10g，车前草30g，鸡血藤30g，牛大力30g，桃仁5g，红花5g。7剂。水煎服，每日1剂。

（续上表）

2017年6月27日三诊	患者疼痛基本缓解，无红肿，只觉局部酸软乏力。查舌淡暗，苔薄，脉滑，嘱每日进食马齿苋薏仁百合粥。
后续	复查血尿酸342μmol/L，无不适，嘱患者坚持低嘌呤饮食，多饮水，改善生活方式。随访痛风未再发。

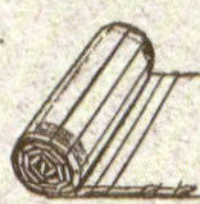

第五章　肿瘤病

肿瘤患者日益增多，10余年来的治疗实践和探索发现，肿瘤病的病因病机主要可以归结为正气不足、邪毒侵袭、七情内伤、瘀血结聚、痰湿凝结。在临床治疗中，可根据其病因病机形成一套中西医结合、取长补短、相辅相成、相互协助的治疗方案。在增强放化疗效果的同时，提高患者机体的免疫力，降低放化疗的毒副反应，延长患者的生存时间，改善患者生活质量。

医学寻踪

◇ 正气内虚，毒瘀并存

肿瘤属于中医“积、瘤”范畴，历代医家对肿瘤的发生、发展的认识可归纳为：一是“外邪、寒凝”，如《黄帝内经》曰：“四时八风之客于经络之中，为瘤痼病者也”“寒气客于小肠膜原之外，络血之中……故宿昔而成积矣”。《诸病源候论》曰：“积聚者，阴阳不和，藏府虚弱，受于风寒，搏于藏府之气所为也。”二是“正虚”，如《医宗必读》曰：“积聚之成也，正气不足，而后邪气距之。”《景岳全书》曰：“凡脾肾不足及虚弱失调之人，皆有积聚之病。”三是“血瘀”，如《景岳全书》曰：“血积有形而不移，或坚硬而拒按。”《医林改错》曰：“结块者必有形之血也，血受寒则凝结成块，血受热则煎熬成块。”四是“痰瘀互结”，如《丹溪心法》曰：“凡人身上中下有块者多是痰，痰夹瘀血遂成窠囊。”《疡科心得集》曰：“癌瘤者，非阴阳正气所结肿，乃五藏瘀血，浊气痰滞而成。”五是“毒结”，如《中藏经》曰：“夫痈疽疮肿之所作也，皆五藏六府蓄毒不流则生矣，非独因荣卫壅塞而发者也。”《仁斋直指方论》曰：“癌者，上高下深，岩穴之状，颗颗累垂，毒根深藏。”

然而，肿瘤的发生、发展是多因素致病过程，“正虚为本，邪实（包括癌毒、痰湿、瘀血等）为标，正邪交争”。“虚”“毒”“瘀”并存是肿瘤病机的关键所在，三者相互交织、相互影响、互为因果。因此，提出“正气内虚，毒瘀并存”的肿瘤病机观点，在治法上“扶正”“解毒”“祛瘀”三管其下，疗效理想。

一、肿瘤内在病因：正气内虚

肿瘤患者“正气内虚”主要来自以下4方面：（一）先天禀赋不足，先天藏府亏虚，即体质因素，大多肿瘤患者有家族史，或有某些遗传基因的突变、缺失。（二）后天外感六淫、饮食劳倦、七情内伤、房事不节等因素所致气血、津液、阴阳的亏虚。（三）年老体弱。随着年龄的增长，身体渐衰，血亏气衰，藏府、阴阳失调，癌毒乘虚而入。（四）因病致虚。久病多虚证，肿瘤病势缠绵，癌毒不断耗伤正气，正气日渐虚衰；加之手术创伤，藏府缺损，失血耗液，正气难复。正气具有抗邪、固摄能力，正气虚则邪毒淫溢，癌毒流散四方，形成播散转移，进一步耗伤正气。临床上，常见正气不足与肿瘤的进展互为因果、交替促进，加重病情。所谓“冲风赴林，而枯木先摧”，正气虚之人易感外邪，人之一身“最虚之处，便是客邪之地”。

二、肿瘤特异性病因：癌毒

中医学认为“邪之凶险者谓之毒”，毒可分为阳毒和阴毒，阳毒即热毒、火毒、风毒；阴毒即瘀毒、湿毒、水毒。本文所论之“毒”可理解为诱发癌瘤生长的外毒和癌瘤长成后产生的危害机体的内毒——“癌毒”。癌毒是一种内生之毒邪，毒根深藏，易致瘀滞，易耗正气，易于扩散，癌毒淫溢，变证蜂起。

对于人体来说，“毒”的来源主要有以下3方面：（一）现代生活环境中的毒，包括大气、水源等环境污染，化工原料、化肥、农药、动植物生长素的大量运用，食物添加剂的滥用。（二）内生之毒邪，主要分为以下几个方面：1. 嗜食烟酒，过食肥甘厚味损伤脾胃，体内毒素排除不畅，蓄积于藏府，化生毒邪；2. 肿瘤产生的毒，由于肿瘤自身不断增长，压迫或侵袭藏器、组织，气血津液循环受阻，导致血瘀、痰湿等病理产物的蓄积，同时肿瘤本身血液供给不足，引起组织坏死、溃烂，向机体释放毒素；3. 肿瘤患者放化疗的热毒、药毒。

三、肿瘤重要病因：瘀滞

《黄帝内经》曰：“血气稽留不得行，故宿昔而积成矣。”气与血一阴一阳，相互生化，气行则血行，若气机失调，必然导致血瘀，或邪热入血，灼阴伤血，或痰湿阻滞，致使气血瘀滞、经络受阻、孔窍难通，积久则发为癌瘤。肿瘤形成后，阻碍经络通道，影响气血正常运行，会进一步加重气血瘀滞。久病体弱、气虚毒结亦可引起血瘀加重。此外，肿瘤患者接受手术、放疗或化疗后，也会出现血瘀证或使血瘀加重。而瘀滞状态又为癌毒的蓄积提供了条件。因此，气血瘀滞—恶性肿瘤—气血瘀滞，形成恶性循环。瘀滞贯穿于肿瘤的全病程，血瘀既是肿瘤形成发展的重要病理机制，又是重要临床表征，血瘀证与恶性肿瘤的形成与发展互为因果。此外，血瘀亦可引起肿瘤另一病机、病理产物“痰”的生成，自古有“痰瘀同源”“痰瘀同病”之说。结合现代医学研究，肿瘤患者均存在不同程度的外周微循环障碍（与肿瘤压迫附近组织、癌组织释放的活性产物及癌细胞脱落进入血液形成的微小血栓等因素有关）、血流变异常（即血液处于浓、黏、聚状态）和凝血机制异常，这些可视为肿瘤微观血瘀证的表现。临床表现为肿块固定不移、疼痛有定处、皮色青紫、面色黧黑、肌肤甲错、出血、舌青紫且有瘀斑瘀点、脉涩等血瘀之症。

“虚”“毒”“瘀”贯穿于肿瘤病程的始末，三者相互并存、相互交织、相互影响、互为因果，“正气内虚，毒瘀并存”是肿瘤病机的关键所在。正气亏虚是肿瘤发生发展的内在因素，“毒”（癌毒）是肿瘤发生发展的特异性因素，“瘀”是肿瘤发生发展的重要因素，“毒”和“瘀”既是致病因素又是病理产物。人体先有内虚（先天禀赋不足或后天失养），外之邪气、邪毒乘虚而入，内之饮食劳倦、情志内伤，而致机体阴阳失调、藏府功能紊乱、经络气血津液运行失常，引起局部（最虚之处）气滞、血瘀、痰凝、湿聚等相互交结，化生毒邪蓄积于藏府，留滞不去，郁结日久形成症积、癌瘤。癌瘤为有形之邪，阻碍气血运行，耗伤气血津液，又进一步加重了“血瘀”“正虚”“毒结”，为癌瘤提供了适宜生长的环境，而癌瘤的迅速增长、扩散又使机体更虚，形成“虚—毒、瘀—虚”的恶性循环。此外，手术创伤及放化疗的“毒性”又可作为外因催化着这一恶性循环。到末期则出现阴虚毒热，阴损及阳，阳虚阴竭，阴阳离决而死亡。

“正气内虚，毒瘀并存”的肿瘤病机观点的内涵是：肿瘤的发生发展有着共同的病因病机，抓住关键病机，统筹兼顾，以“扶正固本，解毒祛瘀”为大法，辨证施治；结合不同体质、不同部位、不同病种，有所侧重，随症加减用药；根据患者的不同临床分期、不同治疗阶段、不同病理分型、不同临床症状，采取多角度、多手段、多疗法、多途径的辨证综合疗法，中西医协同治疗，全面调整患者的阴阳、气血、藏府功能，以达到新的平衡，即“阴平阳秘，精神乃至”，正复邪去。

◇ 权衡邪正，活用攻补

有医者认为，肿瘤的发生，与正气虚损，邪气乘袭，蕴结于藏府，气机受阻，血行不畅，痰瘀毒结有关，病机为整体虚而局部实，治疗上遵循“虚则补之，实则泻之”原则，但杜绝将攻法与补法截然分开，提倡整体辨证，攻补兼施，最终达到“以平为期”，即追求患者在“带瘤生存”情况下，机体达到平衡状态。《黄帝内经》指出“邪之所凑，其气必虚”，肿瘤属因虚致实之证，病理性质以虚实夹杂为特点，总病机为本虚标实，但由于癌毒阻滞部位、肿块大小、病人禀赋不同，虚实夹杂中又有差异，故辨识机体正气多少，灵活运用攻补是中医药治疗肿瘤的关键，切忌只顾癌肿、忽略正气，只用攻法、不涉补法的偏见治法。

肿瘤病初起多见标实之象，病久则显露本虚之候。中医认为“急则治其标，缓则治其本”。《景岳全书·积聚》对攻补法的应用做了概括，“治积之要，在知攻补之宜，而攻补之宜，当于孰缓孰急中辨之”。治疗时，应结合肿瘤所处时期及机体邪正盛衰情况，分清标本缓急轻重，从而活用攻补，始终坚持“祛邪而不伤正”的原则。肿瘤初期，正气尚盛，虚实夹杂，应以攻法为主，兼顾正气，佐以补法，祛邪存正；中期，正气渐虚，邪气深入，邪正相持，治疗应考虑攻补兼重，扶正祛邪；后期，毒邪严重耗伤人体气血及精微物质，正气大虚，而邪气留恋不去，此时提倡在补的大法上，恰当采用攻药，补正退邪。

将攻法与补法完美结合运用，既能改善因攻邪使机体正气削减的情况，也不会因过度扶正而助邪，从而发挥抑制肿瘤与增强人体抵抗力的双重作用，最终达到改善症状、提高患者生活质量、延长患者寿命的目的。其中，攻法包括手术、化疗及放疗等西医中能直接杀伤癌细胞，使人体正气耗损的治疗手段。此外，还包括中医攻法。多数癌症患者血液处于高凝状态，癌细胞周围有大量纤维蛋白的堆集和血小板的凝集，中医攻法主要在于改善微循环，降低血小板凝集，加速毒物排泄，促进组织的修复和功能的改善。补法主要是指能够提高机体免疫能力及抗癌能力的治疗方法，如免疫疗法、生物疗法和中医补法。中医补法主要在于改善和恢复机体的调节和免疫功能，加强机体的抗病反应，从而遏制肿瘤的发展，促进疾病的好转。

在肿瘤患者中，本虚标实之标实者的治疗应遵循以下原则：本虚者有气血、阴阳、藏府之分，本虚标实之标实者不外乎气阻、痰湿、瘀血、热毒，治疗时遵从辨病辨证相结合、对症施药的原则，攻药主要包括行气解郁、燥湿化痰、软坚散结、活血祛瘀、清热解毒之品，对于毒邪，提倡解毒，而忌讳盲目运用以毒攻毒法；补药则以益气补血、滋阴养血、温阳补肾、健脾和胃之品为主。补药在调整人体阴阳平衡、补益正气时，还有助邪碍邪之疑，而攻药可以攻邪，同时也会伤正，故将攻法与补法恰当结合，方可取得显著疗效。关于攻药与补药，应辨证看待，不能拘泥于某一味中药的某一项功效，而认为其只具有攻或者补的作用。实际用药时，攻药中会蕴有补效，补药中也寓有攻意，中药配伍、炮制、用量不同，攻与补也是可以相互转化的。药物攻与补的相对统一性，还体现在最终达到的治疗效果，如白花蛇舌草、半边莲清热解毒，攻邪作用显著，但与化疗药物的功效又明显不同，以中药抑制癌细胞生长，从而达到改善机体免疫功能的作用。这些中草药在治疗时通过祛邪以扶正，虽不属于补益药，却达到了“补”的效果。对于毒性较大的蛇虫类药物，如蜈蚣、斑蝥、全蝎之类，虽然攻效强大，但应适量而用，如若针对放疗后患者出现血管瘀滞的症状，应用少量全虫发挥其活血功能，这属辨病与辨证相结合，对症选药，而非以毒攻毒。对于晚期肿瘤，慎用活血化瘀药，因肿瘤组织血管丰富，如三棱、水蛭等活血药，活血破血作用显著，长期使用极易诱发血管破裂，引起出血。

当正气已虚，邪留不解，攻补两难时，更应分条缕析，分清应扶正兼以祛邪，还是当祛邪兼以扶正，或先扶正而后祛邪，先祛邪而后扶正等。根据肿瘤所处分期，分析机体状态，可总结出以下治疗方法及中药用药原则：

肿瘤前期向早期发展过程中，属于围手术期，支持手术治疗。手术虽然会给机体带来损伤，但“邪去则正安”，早期实体瘤患者手术后5年生存率已达90%以上。该期间结合中药调理可明显改善患者症状，手术前，中药考虑扶正祛邪；手术后，因“峻攻”为害，则中药调理提倡先以扶正为主，待机体恢复到一定程度，继续兼顾扶正与祛邪。

肿瘤早期向中期过渡过程中，在机体状态允许的前提下，可选择手术，同时重点提倡结合放化疗治疗。现放化疗治疗手段已不断改进和完善，对延长患者生命的疗效十分显著。放化疗期间，可结合以扶正为主的中药，放化疗之后，因其“热毒”为害，中药治疗坚持扶正与祛邪兼施。

肿瘤晚期为放化疗不适合期，此期间，无限增殖的肿瘤组织大量耗损人体营养物质，机体会出现正气虚弱、气血津液衰竭之症候，手术的成功率及患者生存率很低，放化疗治疗不但疗效低，而且具有明显的骨髓抑制、血象低下、免疫功能紊乱等副作用。这些副作用会降低患者的生活质量，增加患者的痛苦，从而迫使治疗停止，同时也成为促进肿瘤转移，甚至导致患者死亡的原因之一。晚期治疗应先以扶正为主，可选择免疫疗法或生物疗法，结合中药治疗以扶正兼祛邪，调动机体内在的抗病能力，发挥机体正气的抗癌作用，养正以祛邪。

肿瘤的发生与发展始终存在着正虚与邪实，攻法与补法的应用贯穿治疗本病的全过程，揣度虚实消长变化，攻法与补法的实施也不断变化。临床抗癌实践研究已经充分证实权衡正邪、活用攻补是治疗肿瘤的关键。虽然肿瘤属邪毒，但“攻邪”并非治疗本病的主导，正气实时主要攻其邪气，正气虚时攻邪兼以补益正气的思维是片面的，辨证分清虚实轻重才是治疗的关键。因肿瘤实为人体正常细胞异常增生，如果纯补不攻，增强人体免疫力时，也会促进肿瘤生长；如果纯攻不补，又会在抑制肿瘤生长的同时消耗正气，使免疫力低下，反而会营造适宜肿瘤生长的环境，促进病情进展。权衡机体邪正情况及个体差异，明辨虚实，攻其邪实补其正虚，掌握各种疗法的时机和强度，攻其邪实时尽量避免损伤人体正气，补其正虚时不会资助肿瘤的发展，既不能不及，也不可太过，灵活运用攻补，从而最终控制或减小病灶，改善患者临床症状，延长患者无症状生存期，提高患者的生存质量。

一、以藏府辨证为纲

人体是一个统一的有机体，各藏府、组织、器官的功能活动不是孤立的，而是整体活动的一个组成部分，在生理功能上存在着相互制约、相互依存和相互为用的关系，在病理状态下也是互相影响、互相牵制、互为因果的。辨证的本质其实是探求病机的过程。从病机的构成看，它有3个要素，即病因、病位和病性。临床所现证候至少由两个要素组成，甚至包含3个要素，即病因加病位，病位加病性，或病因加病位加病性。无论哪种组合均反映出具体的藏府器官的功能失调。例如，肺与脾从五行归属上看，脾属土，肺属金，二者存在着相生关系，因此，在生理功能上密切相关，在病理变化上也相互影响。如脾气虚损，常可导致肺气不足，而肺病日久，也可导致脾的运化功能失常，或使脾气亏虚。据此理论，临床上诊治肺癌，尤其是肺癌晚期或肺癌放化疗后出现肺气不足证候时，常选用补肺汤合六君子汤化裁，充分诠释“培土生金”的治法原理，临床疗效颇佳。又如，骨癌或各种肿瘤骨转移等，主要从肾论治，因肾主骨生髓，只有肾中精气充盈，才能充养骨髓，祛除骨病。对于各种血液病及肿瘤放化疗后引起骨髓抑制而见白细胞降低，或血小板减少，或三系细胞均减少的治疗，大多数医者都以补气生血为原则，但建议仍从肾论治，肾主骨髓，髓能生血，肾气充足，则气血旺盛。处方选用地黄汤类方化裁，疗效显著。

二、以气血辨证相辅

气血是构成人体和维持人体生命活动的最基本物质，是人体生命活动的动力和源泉。在生理上既是藏府功能活动的物质基础，又是藏府功能活动的产物，因而在病理上藏府与气血的病变是相互影响的。任何藏府的病变皆可表现为气血的功能失常。因此，临证时首当辨别藏府，其次要重视气与血的辨证。

肿瘤是一种慢性消耗性疾病，早期症状隐匿，一旦确诊多已进入中晚期，加之确诊后又历经手术、放疗、化疗等治疗，使藏府功能受损，气血耗伤，故而呈现气血亏虚、气滞血瘀等病理变化，可用“虚瘀并存”的病机加以概括。治疗各种淋巴结炎、淋巴结肿大、肿瘤淋巴转移、恶性淋巴瘤、脑瘤、肾病等皆以黄芪补血汤益气生血，配合活血化瘀之品共达扶正祛邪之治疗目的。

三、症状与舌脉相参

多方面的发病原因决定了疾病症状与体征的复杂性，因此，如何从复杂的症状与体征中探寻出最主要的症候群，进行归纳分类尤为重要。症状与体征中的舌脉有密切的联系，症状中的特点和疾病性质在舌脉上有相应的表现，故辨证时要两者相参，以求辨证更加准确。如胃癌出现进食不畅，或呕吐物中含大量痰液，纳呆，口淡无味，胃脘胀闷或隐痛等病症，舌脉表现为舌质淡，苔白腻，脉弦滑，辩之乃脾胃虚弱、痰气凝结之证；胃脘刺痛灼热，痛有定处，心下痞块拒按，口渴思饮，五心烦热，便干色黑，舌脉表现为舌质紫暗，或见瘀点，苔少色黄，脉细涩而数，辨之乃热毒内阻、气滞血瘀之证。

四、提倡“人瘤共存”

大多数恶性肿瘤患者在确诊时已是中晚期，失去了手术等根治性治疗的时机，大大地缩短了生存时间，降低了生活质量，治疗上存在着很多困难。另外，治疗肿瘤的手段，如手术、放疗、化疗等，仍然着眼于消灭局部病灶，在治疗的同时也给患者带来一定的痛苦，更加严重地影响了患者的生活质量，因此，长期以来人们逐渐形成了“癌症即是绝症”的固有观念。

对于中晚期恶性肿瘤患者，治疗的重点应该放在如何调动患者本身的积极因素、抑制肿瘤的发展、减轻肿瘤给患者造成的痛苦、提高患者的生活质量上，在此基础上促进患者的康复。因此，提倡“人瘤并存”的肿瘤治疗思路，努力使病人的饮食起居趋同于正常人，使其病情稳定，甚至逐渐康复，形成“瘤与人和平共处”的局面。

治疗上，强调整体观念，强调辨证论治，以达到“扶正以去邪”。从发病和治疗的角度来看，导致肿瘤的病因是多源性的，任何单一手段的局部治疗均难以彻底治愈肿瘤，故针对恶性肿瘤的发病特点和演变规律，根据患者的不同临床分期、不同治疗阶段、不同病理分型、不同临床症状，采取多角度、多手段、多疗法、多途径的辨证综合疗法，注重全面调整患者的内环境，充分发挥中西医结合治疗的协同作用。

对于不能切除的肿瘤，未必要采取极强有力的杀伤手段（如根治性手术、根治性放疗、根治性化疗等），一味地给予去除，造成身体的极度衰竭，只要能够使病灶稳定，即达到了治疗的目的。虽然在患者身体中有肿瘤的存在，但是如果没有对其身体构成明显的危害，就可以形成“人瘤共存”的局面。同时采取积极有效的治疗措施，增强患者的体质，提高机体自身的抗癌能力。因此，祛除肿瘤并不是判断肿瘤疗效的唯一标准，可结合肿瘤的大小是否稳定或缩小、肿瘤给患者带来的痛苦症状是否改善、患者的生活质量是否有所提高、患者的体重是否增长、临床检验指标是否好转或者稳定等因素进行综合评价。

五、调理脾胃

“善治病者，尤在调理脾胃”。在癌症治疗中，调理脾胃具有相当重要的作用，强调“治脾胃，安五藏”。“脾为肺使，生金尤当补土；脾为心使，养心亦当健脾；脾为肝使，肝虚当先实脾；脾为肾使，治先天应重调后天；脾为元气之使，除热可从甘温治；脾为夭寿之使，养生谨和五味”“内伤脾胃，百病由生”“有胃气则生，无胃气则死”，调理脾胃可以明显改善患者的生活质量，提高其生存率，改善放化疗及手术治疗所带来的毒副反应。

《素问·刺法论》曰：“正气存内，邪不可干。”正气对疾病的发生发展有着非常重要的作用，且正气与维持人体正常的免疫功能密切相关。正气的盈亏有赖于肾中之精气的充盈，而肾中之精气又依赖于后天水谷之气的培育，若脾胃之气受伤，则必定影响肾中之精气，进而导致正气亏虚，免疫功能下降。所以，脾胃虚弱是肿瘤发生的部分原因，而后又因进行各种治疗，进一步影响患者脾胃功能，尤其是化疗严重影响胃肠功能，放疗伤脾胃之阴，导致机体消瘦、乏力、纳差、纳呆、食欲不振、腹胀、恶心、返酸、便溏，或大便干结、苔腻或无苔之症。《周慎斋遗书》曰：“诸病不愈，必寻到脾胃之中。”肿瘤是全身疾病的局部表现，治疗应从整体出发，通过调理脾胃、疏畅气机来提高机体的免疫功能，这对抗肿瘤复发转移有明显的效果，还可以减轻患者因放化疗所带来的毒副反应，使患者能更好地完成西医治疗过程。另外，饮食是生命之根本，保证患者能正常饮食，才能更好地治疗和康复。

虽然肿瘤久病或西医治疗后有脾胃虚的表现，但出现明显的气滞之症时，若一味补之，往往会滞气生满，导致胀满、疼痛等症加重，须加用调理气机之品，如乌药、枳实、大腹皮、佛手、木香、苏梗等，使气机调达，并避用苦寒之药。待脾胃功能恢复后，再加用一些抗肿瘤的中药。此外，若化疗后脾虚难运，食积不化，一味补气健脾，又会影响消导，反致痞胀而痛，宜消胀除满，祛食积而行脾，常用中药有山楂、神曲、鸡内金、砂仁、半夏等；而脾虚挟湿或痰浊中阻时，虽致病之源是脾虚不运，但临证如不细查详审，急于求功，用甘淡滋腻之品，则反助胀闷痞胀，以至出现厌食、恶心等症，宜少用滋腻之药，如熟地、首乌及一些血肉之品，常用茯苓、白术、生地等。

用药不在于多和猛，在于辨证准确、药效专一。肿瘤久病及脾或放化疗伤脾，导致机体脾胃虚弱、不耐攻伐时，应遵循“补脾而不碍脾”原则，忌用大剂量滋腻补药，以免影响正常饮食，难以消化，强调用药宜轻，循序渐进，随症加减，细水长流，会起到更好的效果。

临床经验

◇ 慢性萎缩性胃炎

慢性萎缩性胃炎腺体破坏萎缩，黏膜变薄，炎性细胞逐渐消失，表面上皮细胞失去分泌黏液功能，可伴有肠腺化生或不典型增生，应以激活腺体，使之分泌胃酸，以及制止胃黏膜肠腺化生为治疗目的。腺体萎缩，胃酸缺乏（尤其是A型胃炎），纳食不化，脘腹饱胀，依据中医“以酸生酸”和“酸甘化阴”的理论，用酸味的乌梅肉、木瓜、生山楂、白芍，与甘味之甘草酸柔甘守，以酸生酸，激活腺体分泌胃酸，化生阴液，修复胃黏膜。此外，中度以上的肠腺化生与不典型增生有癌变的可能，被认为是癌前病变，当从胃络凝瘀或凝痰瘀治着手，在消散痰瘀的同时，可配山慈菇、守宫、白花蛇舌草、半枝莲、藤梨根等抗癌中药，早治防癌变。

◇ 放化疗后肺癌

肺肿瘤种类繁多，按其来源分为原发性和继发性，最常见的恶性肿瘤为原发性支气管肺癌，约占90%，大多数起源于支气管黏膜上皮，也有起源于支气管腺体或肺泡上皮。按生长部位分为中央型和周围型，中央型又以鳞癌和小细胞未分化癌较常见，周围型以腺癌较常见。虽然手术为肺癌的首选方法，但临床上很多病人在确诊时已失去了手术机会，在接受放疗、化疗过程中，因体质、耐受力不佳及白细胞减少而不能接受全程放化疗。另外，部分对放化疗不敏感的病人，放疗后出现放射性肺炎、放射性肺纤维化和放射性食道炎，此类情况采用中医药治疗尤为重要。

肺癌属中医学中的“肺积”，现可称“肺癌”，主要是由于正气虚损，阴阳失调，六淫之邪乘虚入肺，邪滞于肺，导致肺藏功能失调，肺气郁滞，宣降失司，气机不利，血行受阻，津液失去输布，津聚为痰，痰凝气滞，瘀阻脉络，于是痰气瘀毒胶结，日久形成肺部积块，因此肺癌为因虚致病，因虚而致实，是一种全身属虚、局部属实的疾病。对肺癌的治疗本应以扶正化痰软坚、理气化瘀、清热解毒为法，但对于化疗、放疗后体质较弱、白细胞有不同程度减少、肺肾阴虚症状较明显者，在临床上多见舌质偏红、少苔或无苔，声音嘶哑，或痰中带血，口干舌燥，所以在治疗时又不同于肺癌的辨证治疗。治疗宜从整体出发，运用沙参麦门冬汤合一贯煎加减治疗，以养阴清肺、滋养肝肾为主。肺主一身之气，肺气清肃，则治节有权，诸脏皆滋其灌溉，而且养金即能制木，故用生地、枸杞滋养肝肾阴血，北沙参、麦冬清肺益胃，当归补血活血，川楝子疏肝解郁，条达气机，同时用浙贝母清火散结，僵蚕、蜈蚣等虫类药解毒散结以攻邪。总之，在治疗中需注意辨病与辨证、整体与局部、扶正与祛邪的关系，针对放化疗后不同患者的情况，合理配合中药治疗，这对减轻放疗、化疗毒副作用，增强体质，改善患者生存质量，缓解病情，均有明显的疗效。

◇ 恶性胸腔积液

恶性胸腔积液是恶性肿瘤，尤其是晚期肺癌常见的并发症，且多为中到大量胸腔积液，由于胸腔积液对肺部产生机械性压迫，导致患者出现呼吸困难、咳嗽、胸闷、气短等症状。恶性胸腔积液的产生严重影响了患者的生活质量，并且提示预后不良，是加速患者死亡的重要原因之一。但是如果给予适当治疗，可以明显延长生存期，改善患者的生活质量。目前，西医治疗主要以胸腔穿刺引流术及胸腔内化疗为主，但存在易复发、病人不易耐受等缺点。中医治疗本病较为缓和，疗效持久，在减轻临床症状、改善生活质量、调整患者整体机能等方面具有独特优势。

中医学中并没有恶性胸腔积液的病名，根据其临床表现及发病机制等，当属于中医学悬饮范畴。《金匮要略·痰饮咳嗽病脉证并治》载有“饮后水流在胁下，咳唾引痛，谓之悬饮”，指出了悬饮的病位和主要症状。其发病之因，一般由于外邪侵袭，正气虚损，致藏府功能失司，气、血、水运化不利，阻滞三焦，三焦气化失宣，痰瘀内结，水饮内停，发为悬饮。悬饮是人体津液代谢失常所致的病理状态，与肺、脾、肾三藏功能失调关系密切。

《素问·经脉别论》曰：“脾气散精，上归于肺，通调水道，下输膀胱，水精四布，五经并行。”肺居上焦，主行水，其宣发肃降可输布津液精微和通调水道，为水之上源；脾居中州，主运化水湿，为人体气机升降的枢纽，在人体的水液代谢过程中起着重要的枢纽作用。肾处下焦，为水之下源，主水液的气化，肾藏功能正常才使水液得以升清降浊。在悬饮的发病过程中，脾的功能至关重要，脾位居中焦，连通上下，不仅是人体气机升降运动的枢纽，而且是水液代谢的中流砥柱，脾病则上不能输精以养肺，水谷不能归于正化，反而变生痰饮而干肺。另一方面，脾病下不能助肾以制水，水寒之气反状表现上均符合悬饮，但因其胸水生长迅速且反复发作，后期病情危重并伴有恶病质等特点，又与普通外邪入侵并阻于三焦所致的悬饮有所不同，预后较差。

总属本虚标实、虚实夹杂之证。据此提出益气健脾、利水逐饮治疗恶性胸腔积液，临证中在攻逐水饮的同时务必重视脾胃功能的恢复。对于恶性胸腔积液，治疗以扶正逐饮为主，侧重扶正祛邪，可重用黄芪、白术、茯苓等药物以补气健脾行水，葶苈子、二草汤（车前草、旱莲草）利水逐饮，龙葵、半枝莲解毒利水，桂枝温阳化水。若积液大量增多，生长迅速，可去龙葵、半枝莲，增加山慈菇、薏苡仁，减少解毒之功，增加淡渗利水之效。同时加大葶苈子、二草汤的用量，并加用冬瓜子、甜瓜子以增泻肺利水之力。在治疗中，还可通过中医辨证，随证加减缓解患者的伴随症状，如咳嗽重者常可加用蜜麻黄、蜜紫菀、炙百部、前胡等；痰多者选用浙贝母、苦杏仁、莱菔子；胸闷重者，加紫苏梗、瓜蒌皮、枳壳；见络气不和之候者，加厚朴、枳壳、陈皮等以冀行气利水。

◇ 食道癌

中医称食道癌为“噎膈”。噎膈早期，以肝郁气滞、湿热内聚型为多见，当噎膈兼有格拒明显时，则以瘀血阻滞、脾胃虚寒型为多见。治则紧扣瘀血病机，选用活血化瘀药，及经研究证明有抗癌作用的一些中药，不可一味追求“抗癌药”的选用，而忽视整体。另外，即使同属瘀血内阻型的噎膈患者，但辨证亦各有所不同，如血瘀兼有气滞者宜在化瘀的同时兼以行气；瘀血夹有湿热者，应以化瘀为主，配以清热解毒、利水渗湿的药物，才能取得良效。同时，在治疗中根据中医“有胃气则生，无胃气则死”的原则和“益气健脾，立足于久病必虚，久病必瘀”的理论，正确处理“扶正”与“祛邪”的关系。

《黄帝内经》曰：“邪气盛则实，精气夺则虚。”疾病的过程就是邪正斗争的过程，治疗此病时需始终顾护胃气，补中自有攻意。同时，加用活血祛瘀药，如全蝎、蜈蚣等破瘀、解痉、散结；黄连、荜澄茄辛开苦降；生大黄祛瘀通腑、祛瘀散结，从而达到持正以祛邪、祛邪不伤正的治疗目的。

◇ 消化道肿瘤

消化道肿瘤的发生、发展、预后与脾胃之强弱密切相关，脾胃虚弱是消化道肿瘤发生、发展、预后的内在根本。脾虚贯穿于消化道肿瘤发生发展的全过程：肿瘤的发生发展，其病机无不体现脾虚的特点；肿瘤的症状，无论早期、进展期或晚期，无不表现脾虚征象；肿瘤的预后，脾胃之气的存亡是其直接指征。

肿瘤的发生关系到正邪两个方面，正气不足，免疫功能失调，细胞增殖凋亡异常导致肿瘤的发生。脾胃虚弱与消化道肿瘤的发生好比“土壤与种子”的关系，脾胃虚弱是消化道肿瘤发生的土壤，是内在根本；气滞、血瘀、痰凝、湿阻、热毒等邪是肿瘤发生的种子，是外在因素。脾虚癌毒既是晚期消化道肿瘤的病理基础，亦是其发展恶化的动因。由此可见，邪气阻滞是消化道肿瘤发生、发展 、预后的外在因素。

一、消化道肿瘤的基本法则：健脾扶正、祛邪消症

肿瘤属中医“积聚”“症瘕”等范畴。对于积聚的成因、治疗，历代医家多有论述。隋代巢元方《诸病源候论》曰：“凡脾胃不足，虚弱失调之人，多有积聚之病。”元代朱震亨《活法机要》曰：“壮人无积，虚人则有之，脾胃虚弱，气血两衰，四时有感，皆能成积。”明代张景岳《景岳全书》曰：“凡脾不足及虚弱失调之人多有积聚之病。”明代李中梓《医宗必读》曰：“积之成者，正气不足，而后邪气踞之。”清代张璐《张氏医通·积聚》曰：“善治者，当先补虚，使气血壮，积自消也。不问何脏，先调其中，使能进饮食，是其本也。”依据消化道肿瘤患者“脾胃虚弱为本，邪气滞留为标”的病机特点，以“健脾扶正、祛邪消症”作为治疗消化道肿瘤的基本法则。在临床辨治过程中，健脾扶正贯穿于治疗的始终，又在健脾的基础上辅以祛邪。例如对于胃癌的治疗，常以六君子汤为基础方加味（党参、炒白术、茯苓、怀山药、生薏苡仁、陈皮、木香、当归、白芍、菝葜、石打穿、炙甘草）治疗。

二、健脾法辨治消化道肿瘤：辨证为本，健脾为要，灵活配伍，细致取效

根据多年辨治消化道肿瘤的临床实践，在具体运用健脾法辨治消化道肿瘤时，扶正当分清气血阴阳之差异，祛邪当辨清气滞、血瘀、痰湿、热毒等不同。消化道肿瘤的发生大多是由多种慢性胃肠疾病久治不愈逐渐演变而成。在此过程中，脾胃之气日损，加之手术伤脾、化疗伤气，必致脾胃更虚，生化乏源，终致脾气虚弱。故此类患者多有神疲乏力、食欲不振、少气懒言、面色萎黄、形体消瘦、大便稀溏、舌质淡、苔薄白、脉细弱等症。治疗宜健脾益气，常用四君子汤、六君子汤、香砂六君子汤、归芍六君子汤加味。在药物选择上，常用太子参、党参、炒白术、山药、黄芪、当归、云苓、薏苡仁、红枣、炙甘草等。

同时，还应注重健脾养血。《灵枢·决气》曰："中焦受气取汁，变化而赤，是谓血。"脾主运化水谷精微，胃主受纳腐熟，共同完成对饮食物的消化，吸收其中的精微物质，经过气化生成红色的液体，即血液，故"脾为气血生化之源"。消化道肿瘤患者脾胃素弱，气血生化乏源，不仅表现为气虚之状，亦常兼有血虚之象。尤其是在肿瘤晚期耗正严重，或经放化疗后造成骨髓生血抑制，都会出现阴血亏虚之象。此类患者常见面色苍白或萎黄、形体消瘦、神疲乏力、心悸失眠、头晕目眩、女子月经量少或闭经、舌质淡、苔薄白、脉细弱等症状。治疗宜健脾养血，常用八珍汤、归脾汤等加减。当血虚明显时，选用熟地、当归、芍药、阿胶、枸杞子、桑椹、鸡血藤等；当化疗或骨髓转移引起贫血时，则加当归伍鹿茸、补骨脂、巴戟天等以补肾益髓生血。但值得注意的是，由于消化道肿瘤患者一般不是单纯的血虚，而是气血两虚，脾胃运化乏力，且补血之品性多腻滞，所以在选用补血药物时要特别顾及胃气，不能一味壅补，“留得一分胃气，便有一分生机”。

此外，还当健脾养阴。脾为湿土，喜燥恶湿；胃为燥土，喜润恶燥。消化道肿瘤，特别是胃癌患者常随体质的差异而有不同疗法。此类患者在疾病的过程中常会出现脾胃阴虚之证，如若素体阴虚或原有慢性萎缩性胃炎，或因肿瘤晚期，癌毒结聚，久耗正气，损阳且耗阴，或因肿瘤手术后复发，或经放化疗损伤等，均可出现阴虚之象。故此类患者多有厌食乏力、脘腹隐痛、口干咽燥、五心烦热、大便干燥、形体消瘦、舌红少苔或舌光无苔、脉细数等症。因此，在肿瘤治疗中还要重视养阴扶正，可用益胃汤、沙参麦冬汤、增液汤、一贯煎等方加减。在选药上，如兼有肺阴虚者，常选南北沙参、天麦冬、天花粉、川石斛、玉竹、生地等；兼有肝肾阴虚者，常选女贞子、旱莲草、枸杞子、生地、山萸肉等。同时方中还可少佐行气助运之佛手、绿萼梅、陈皮等，以使滋而不腻。部分患者病至后期，除了表现为少气懒言、声低语怯、神疲乏力、饮食不振、舌淡苔少、脉虚无力等"气虚"症状外，往往还有畏寒肢冷、口淡不渴、溲清便溏、面白舌淡等"阳虚"症状。治当健脾扶阳，可在健脾补气方中酌加温阳暖脾之品，常选干姜、炮姜、桂枝、肉桂、附子、吴茱萸、补骨脂、肉豆蔻、高良姜、沉香等，取"温为脾胃所喜"（李中梓语）之意。

三、消化道肿瘤用药特点

（一）健脾主以术苓，益气重用参芪。消化道肿瘤患者中脾气虚弱者较多，法当补益脾气。可用党参、白术、茯苓、黄芪、生苡仁、苍术、白扁豆、山药、甘草等中药治疗，重用党参或太子参至少30g，黄芪30～90g，甘草10g，以补脾气；茯苓、生苡仁各30g，以利湿健脾；白术10～15g，苍术15～30g，以燥湿健脾；山药、白扁豆各30g，以益胃健脾。

（二）理气喜用枳朴，疏肝善用柴芍。肿瘤患者脾虚湿滞，阻碍气机，常用枳壳、厚朴各10g，柴胡、白芍各15g，香附、郁金各12g，紫苏梗10g，以梳理气机，调理肝脾。

（三）制酸乌贝相参，温中香砂姜茴。肿瘤患者常呕吐酸水，加入乌贝散、乌贼骨15～30g，浙贝母15g，以敛酸制酸。脾胃虚寒明显者，加入木香、砂仁、小茴香、生姜各10g，或桂枝10g，炒麦芽30g（代饴糖）；呕吐属寒痰壅盛者，选用半夏10～20g，生姜30g；呕吐属热者加竹沥、姜竹茹各15g。

（四）化瘀“三虫”归芍，消症鳖甲牡蛎。针对消化道肿瘤气滞血瘀、症积成块的特点，一般常用三虫（乌蛇、蜈蚣、土鳖）、全虫各10g，当归10～15g，桃仁、红花各l0g，赤芍、川芎各15g，以活血化瘀；或用三棱、莪术各15g，土鳖、水蛭各10g，以破血逐瘀；用鳖甲、龟板、生牡蛎各30g，以软坚散结，化瘀消症。疼痛明显者加三七、佛手各10g，玄胡30g，活血止痛；呕血者酌用三七或云南白药等，随证灵活运用。

医案拮萃

◇ 案例一

姓名	魏某某	性别	女	年龄	50岁
病例记录	脑瘤术后出现全身浮肿，伴癫痫发作，每日发作3～4次，服用丙戊酸钠缓释片至最大量及利尿剂治疗，效果欠佳。				
2016年9月6日一诊	患者颜面晃白，神倦乏力，口淡黏腻，全身浮肿，舌淡体胖，苔白稍腻，脉沉濡。考虑积聚-脾虚湿滞，予参苓白术散加减。拟方：太子参15g，白术15g，茯苓30g，甘草5g，当归15g，川芎15g，赤芍15g，桃仁15g，车前子15g，重楼15g，半枝莲15g，山慈菇15g，天山雪莲3g，川牛膝15g。15剂。水煎服，每日1剂。				

（续上表）

2016年9月21日二诊	患者神疲、乏力、水肿症状减轻，伴少许头晕，上方调整为去山慈菇，加白芍20g，酒黄精15g，钩藤15g。15剂。
2016年10月8日三诊	患者水肿明显消退，癫痫发作次数减少，守上方15剂。
2016年10月24日四诊	已未用利尿药，水肿消退，丙戊酸钠缓释片减量，守上方随症加减。

◇ 案例二

姓名	郭某某	性别	女	年龄	61岁
病例记录	子宫癌术后尿频，每日20～30次，苦不堪言，不敢出门。				

（续上表）

2017年3月30日一诊	患者神疲，四肢困重，头昏蒙感，纳差，舌淡，苔白稍腻，脉沉濡。考虑虚劳-脾虚湿困。拟方：太子参15g，白术15g，茯苓30g，山药15g，厚朴15g，建曲15g，山慈菇15g，酒黄精15g，天山雪莲3g，生地黄20g，决明子20g，炒枳实15g，白芍30g。7剂。水煎服，每日1剂。
2017年4月6日二诊	患者头身困重减轻，小便次数日减少4或5次，舌淡，苔白，脉沉。上方去决明子、炒枳实、厚朴，加桑椹20g，黄芪15g，盐女贞子15g。7剂。水煎服，每日1剂。
2017年4月13日三诊	患者头身困重再减，小便次数日减少约10次，舌淡，苔薄，脉沉细，大便稍干。考虑湿邪已去，上方加酒苁蓉15g，酒萸肉15g，以滋补肾阴，益智10g，乌药10g温肾缩尿。7剂。水煎服，每日1剂。

（续上表）

2017年4月20日四诊	患者头身困重再减，小便次数逐渐减少，上方随症加减。
后续	随诊至2017年6月26日，诸症基本缓解。

◇ 案例三

姓名	曹某	性别	女	年龄	47岁
病例记录	行乳腺癌手术并化疗后出现乏力、大汗出、胃纳较差、怕风之症，曾服用益气养阴中药治疗4月余，效果欠佳。舌淡，苔薄，脉浮缓，寸脉尤甚。追问病史，患者出现上述症状前曾受过风寒，有鼻塞、流涕、怕风恶寒之症。				

（续上表）

2017年8月28日一诊	考虑患者术后正气亏虚，卫外不固，感受外邪，表邪未解，治疗还当固表祛邪。拟方为桂枝加黄芪汤加味，具体如下：桂枝10g，黄芪20g，白芍15g，炙甘草10g，太子参15g，白术15g，茯苓20g，山药15g，酒制山茱萸15g，补骨脂15g，菟丝子15g，酒川芎15g，浮小麦30g，生姜3片、大枣10枚。7剂。水煎服，每日1剂。
2017年9月4日二诊	患者汗出、乏力、怕风症状减轻，胃纳仍较差，餐后饱胀感明显，脉浮缓。原方去菟丝子、酒川芎，加麦芽10g，布渣叶15g以消食导滞。7剂。水煎服，每日1剂。
2017年9月12日三诊	患者汗出、乏力、怕风症状缓解八成，餐后饱胀感较前改善，脉缓，上方续服7剂。水煎服，每日1剂。

（续上表）

2017年9月18日四诊	患者汗出、乏力、怕风症状基本缓解，胃纳可，二便调，脉缓。要求膏方调治。结合患者本虚为气阴两虚、肝肾不足，治疗以益气养阴、固表填精为法。拟方：桂枝10g，白芍15g，炙甘草10g，太子参20g，白术10g，桑椹20g，阿胶20g，茯苓20g，山药20g，醋鳖甲30g，黄芪15g，酒制山茱萸15g，补骨脂15g，熟地黄30g，麦芽15g，酒黄精20g，玉竹10g，浮小麦30g，制陈皮5g。15剂。煎膏调服。
后续	随访至今，已正常上班。

◇ 案例四

姓名	李某	性别	男	年龄	73岁
病例记录	2017年5月确诊肺癌晚期，拒绝放化疗，要求中药调治。				

（续上表）

2017年 7月3日 一诊	患者症见咳嗽，咯黄痰，口干，胃纳尚可，大便稍硬，小便偏黄，舌红，苔薄黄，脉沉细，舌下脉络偏暗。辨证为痰热郁肺、癌毒凝聚，治疗以清热化痰、散结消毒为法。拟方：桑白皮15g，地骨皮15g，前胡15g，桔梗15g，苦杏仁15g，百合15g，芦根20g，黄芩15g，车前子15g，山慈菇15g，半枝莲15g，三七粉3g。14剂。水煎服，每日1剂。
2017年 7月31日 二诊	患者咳嗽、咯黄痰、口干之症减轻，睡眠欠佳，胃纳可，二便尚调，舌红，苔薄黄，脉沉细。上方加麦冬15g，以养阴安神。续服14剂，水煎服，每日1剂。

（续上表）

2017年 8月22日 三诊	患者偶有咳嗽，无咯痰，口干减轻，睡眠改善，胃纳可，二便尚调，舌红，苔薄黄，脉沉细。治疗以养阴清肺、化痰散结、消毒化瘀为法。拟方：桑白皮15g，地骨皮15g，前胡15g，桔梗15g，苦杏仁15g，王不留行（炒）15g，百合15g，麦冬15g，浙贝母10g，太子参15g，黄芩15g，车前子30g，山慈菇15g，半枝莲15g，地龙10g，全虫3g，百花蛇舌草15g。30剂。水煎服，每日1剂。
2017年 9月25日 四诊	患者仍偶有咳嗽，间中咯少许黄痰，胃纳、睡眠可，二便尚调，无消瘦等症。舌红，苔薄，脉沉细。效不更方，续服上方30剂，水煎服，每日1剂。
2017年 11月7日 五诊	患者除偶有咳嗽、咯痰外，无明显不适。要求续服中药治疗。原方再服30剂。
后续	随访至今仍健在。

◇ 案例五

姓名	浦某	性别	女	年龄	32岁
病例记录	宫颈癌术后并重度贫血。				
2017年6月24日一诊	患者初症见乏力，面色苍白，胃纳差，思睡，食后腹胀明显，睡眠欠安，大便烂。查舌淡，舌体胖大，舌边有齿印，苔薄，脉沉弦细。查血常规：血红蛋白38g/L，红细胞计数1.86×10^{12}/L。建议输血治疗，患者拒绝，要求中药调治。考虑患者术后脾胃亏虚之症明显，夹有气滞，因“脾胃为气血生化之源，脾胃得以健运气血则生”，故治疗以益气健脾、理气和胃为法。拟方：制陈皮10g，法半夏15g，太子参15g，白术15g，茯苓15g，炙甘草5g，砂仁5g（后下）、姜厚朴15g，枳实15g，山药15g，鸡内金（炒）10g，酒黄精15g，黄芪15g，桑椹20g。15剂。水煎服，每日1剂。				

（续上表）

2017年 7月17日 二诊	患者腹胀、乏力减轻，胃纳、大便改善，但觉偶有腹痛。查舌淡，舌体胖大，舌边有齿印，苔薄，脉沉弦细。原方去姜厚朴、枳实，加佛手15g，香附10g，延胡索15g以增强理气止痛之力。7剂。水煎服，每日1剂。
2017年 8月14日 三诊	患者服前7剂中药后，腹胀、腹痛、乏力明显减轻，胃纳改善，未再坚持就诊。近1周出现汗多，乏力，口干，大便再次偏烂，膀胱坠胀感。考虑脾胃虚弱，正气不足，中气下陷之症，治疗仍以益气健脾、固摄升提为法。拟方：法半夏15g，黄芪15g，制陈皮10g，白术15g，茯苓30g，升麻10g，炙甘草10g，山药15g，酒黄精15g，鸡内金（炒）10g，布渣叶15g，酒制山茱萸15g，浮小麦30g，麦冬15g，北沙参15g，酒女贞子15g。15剂。水煎服，每日1剂。

（续上表）

2017年9月9日四诊	患者诉口干，睡眠欠安，无腹胀腹痛等不适，查舌淡，舌苔薄，脉弦细。考虑为气阴两虚之症，治疗以益气养阴为主。拟方：天冬10g，麦冬15g，太子参15g，熟地黄20g，茯苓20g，合欢皮15g，首乌藤20g，炒酸枣仁10g，柏子仁15g，黄芪15g，酒黄精15g，菟丝子15g，墨旱莲15g，盐车前子15。15剂。水煎服，每日1剂。
后续	其后基本以次方随症加减治疗。2017年11月16日复查血常规：血红蛋白104g/L、红细胞计数3.6×10^{12}/L，病情稳定，已恢复日常工作、生活。

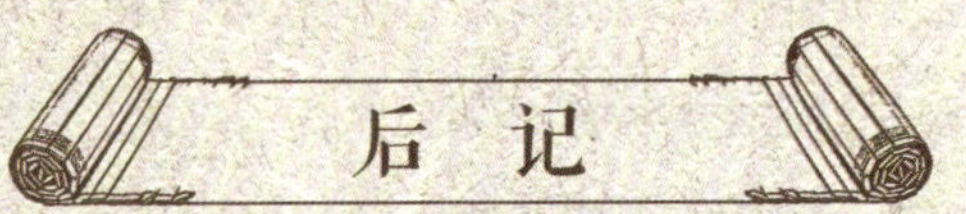

后记

《医本探源》一书将我入中医之门30多年来，对中医的理解、认识、收获、感悟以及教训和不足之处，呈现在大家的面前。

写书本来应该是临床大家的事，至少也应该是临床经验丰富的长者，或学富五车的高人所为，但我不揣肤浅却要将自己30多年的中医感悟、体会写出来，书中没有所谓的“秘方”，没有很多现成的临床处方，谈的更多的是临床处方的思维、用药的思路，以及怎样客观地看待问题的观点。我想，学习任何一门学科，都要学习它的方法，任何学科都有一个正确的学习方法，良好的方法能使我们更好地发挥天赋，而拙劣的方法则可能妨碍才能的发挥，因此，古人“授人以鱼，不如授人以渔”的思想影响着医学界的每位朋友，乃至各个行业。“病有千端，法有万变，圆机活法，存乎其人”，拙劣的工匠只会埋怨他的工具，而不会去思考更深层次的原因。这里的工具就是我们中医的理、法、方、药，也是中医人的武器，要想用好它，不但要有扎实的中医基础理论，同时还需要多年的临床经验积累和临床时敏捷的思维能力，这样锻炼出来的中医临床医生，不但能很好地在社会上为人民解除疾苦，还能更好地传承、发扬中医，做一名真正的临床大家。

本书编写过程中，有幸得到国医大师吕景山先生的推介和指导，使得本书的知识框架更完美，在此表示最诚挚的感谢。同时对对本书给予大力支持的广东省葛洪研究院程粉香理事表示衷心的感谢。在编写过程中为本书付出辛勤劳动的还有凌家生、袁维蔚、徐慧平、朱蓓蓓等，在此一并致谢。

书，是人类用来交流感情、获得知识、传承经验的重要工具，医学书籍更是这样，且关系到人的健康、疾苦，所以对本书的出版，我很谨慎，甚至于战战兢兢，害怕有不妥之处，但毕竟个人的知识、水平有限，思维亦有所局限，且观点不一，错误和不当之处在所难免，祈望同人诸君不吝赐教，至感至谢！

陈　洪

己亥年初夏